# Das Wechseljahre Buch für Einsteigerinnen

*Wie Du die körperlichen und psychischen Herausforderungen der Menopause mit Leichtigkeit meisterst und gestärkt in Deinen neuen Lebensabschnitt startest*

Rike Lobo

1. Auflage



Taschenbuch ISBN-13: 9798799733728

Hardcover ISBN-13: 9798799763077

## Widmung

Für alle wunderbaren Frauen, die diese Welt zum Besseren verändern! Es liegt in Eurer Kraft! Bitte lasst Euch nicht ausbremsen!

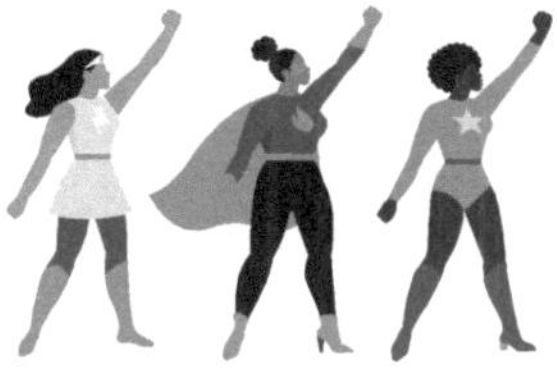

# Inhaltsverzeichnis

# Vorwort

Wechseljahre – hört sich dieser Begriff für Dich unheimlich oder gar beängstigend an? Denkst Du, dass Du ab Beginn dieser Zeit alt bist und Dein Leben nicht mehr genießen kannst? Mir ging es damals ähnlich. Zuerst wollte ich nicht glauben, dass ich in den Wechseljahren war, und befürchtete das Schlimmste. Doch dann sah ich ein, dass ich mich geirrt hatte – ja, ich war in den Wechseljahren, und nein, es war nichts Schlimmes.

**Es existiert viel Unwissen und Halbwissen über diese ganz normale Phase im Leben jeder Frau, und sie scheint nach wie vor ein Tabuthema zu sein**. Aus diesem Grund baut sich der Gedanke an die Wechseljahre in vielen Frauen wie ein Monster auf.

Du kannst zwar Beschwerden bekommen, aber Du musst nicht, und in jedem Fall geht diese Phase vorbei. Zudem gibt es viele gute Mittel und Methoden, um die Symptome zu lindern oder ihnen vorzubeugen. Das Wichtigste ist, dass Du eine positive Einstellung zu den Wechseljahren, zu der Zeit danach und zu Dir selbst entwickelst, denn daraus gewinnst Du die Kraft, um mit der Veränderung umzugehen und Dein Leben zu genießen.

In diesem Ratgeber möchte ich Dich zum einen über die Wechseljahre und ihre Beschwerden informieren, damit

Du weißt, was möglicherweise auf Dich zukommt. Zum anderen möchte ich Dir zeigen, wie Du mithilfe von Naturheilkunde, der richtigen Ernährung, Sport und Bewegungsübungen Deinem Körper helfen kannst, gut durch den neuen Lebensabschnitt zu kommen. Darüber hinaus werde ich Dir viele hilfreiche Methoden zur Stärkung Deiner Psyche aufzeigen und Dir nützliche Anstöße geben, wie Du die Wechseljahre als positiven Umbruch verstehen kannst, der ein neues, glückliches, selbstbestimmtes Leben einleitet.

**Disclaimer:**

Ich bin keine Ärztin oder Heilpraktikerin. Dieses Buch dient lediglich der Information. Es ersetzt in keiner Weise eine ärztliche Diagnose oder Behandlung. Ich habe alle Informationen nach bestem Wissen und Gewissen zusammengestellt. Für die Richtigkeit der Angaben übernehme ich jedoch keine Gewähr. Wenn in diesem Buch Hinweise zur Selbstheilung oder -diagnose enthalten sind, erfolgt die Anwendung eigenverantwortlich.

Sofern in diesem Buch von Ärztinnen und Ärzten die Rede ist, sind selbstverständlich gleichermaßen Heilpraktikerinnen und Heilpraktiker sowie Gynäkologinnen und Gynäkologen gemeint.

Ich wünsche Dir alles Gute

Deine Rike

# Die Wechseljahre & ich

Alles begann während eines Meetings Ende November vor sechs Jahren. Es war eigentlich alles in bester Ordnung, die Stimmung war entspannt, meine Kollegen und ich waren schon in Vorweihnachtsstimmung. Bevor das Meeting richtig losging, scherzten und lachten wir. Kurzum: Mir ging es sehr gut. Doch plötzlich, mitten im Meeting, wurde mir knallheiß und mir brach der Schweiß aus. Mein Herz schlug mir bis zum Hals. Was war denn jetzt los? Ich zupfte nervös an meinem Pulli. Hätte ich doch bloß eine Bluse angezogen, schoss es mir durch den Kopf. Wie konnten die anderen bei dieser Hitze so entspannt bleiben? Das war ja nicht zum Aushalten!

Da bekam ich einen Knuff von der Seite. „Hey, alles gut bei Dir? Du siehst irgendwie verkrampft aus", raunte mir mein Lieblingskollege, der neben mir saß, zu. „Ja ... Nein ... Sag mal, ist die Heizung an?" Er sprang sofort auf, um das zu überprüfen. Ich sah ihn den Kopf schütteln und an dem Knauf drehen, dann kam er zurück. „Gleich wird es schön warm. Es ist ja auch wirklich schon winterlich." Er hatte es genau falsch verstanden. Na super!

Also war es im Raum gar nicht heiß und trotzdem empfand ich Hitze? Jetzt wurde mir richtig unwohl. Ich fing an zu glühen, und nun drehte sich auch noch der Raum. „Ich meinte eigentlich, dass es zu warm ist ...", japste ich leise. Er guckte mich verständnislos und besorgt an. Dann sprang er wieder auf, um wieder an dem Knauf zu drehen. Jetzt lag die Aufmerksamkeit aller auf ihm und es machte sich Belustigung breit. Irgendwie erleichterte mich das, auch wenn ich mich dabei gemein fühlte. Mein Kollege nahm es gelassen.

Wieder am Platz, fragte er mich: „Willst Du nicht lieber nachhause gehen? Vielleicht hast Du Fieber." Auf keinen Fall, ich musste noch einen Vortrag halten. „Nee, geht schon wieder", antwortete ich also. Es ging tatsächlich wieder. Komisch. Die Hitze, der Schwindel, das Herzklopfen, alles war genauso plötzlich wieder weg, wie es gekommen war. Dafür war mir jetzt kalt. Nun, immer noch besser als heiß, dachte ich mir, und verschonte meinen armen Kollegen davor, nochmal aufzustehen und an der Heizung zu drehen. Kurz darauf verschwand auch das Frösteln. Der Rest des Meetings verlief normal; ich hielt meinen Vortrag ohne Probleme und auch danach ging es mir gut.

Meinem Mann und meinen Kindern erzählte ich nichts von dem merkwürdigen Ereignis. Nur meiner besten Freundin gegenüber erwähnte ich es beiläufig. Sie guckte mich streng an. „Du hast zu viel Stress, das sage ich Dir schon seit Jahren." Ganz Unrecht hatte sie nicht. Ich wollte unbedingt eine Beförderung haben, vielleicht war ich deshalb wegen meines Vortrags so nervös gewesen. Weiter sprachen wir nicht darüber und ich vergaß den Vorfall bald. Zwei Wochen später bekam ich die ersehnte Beförderung. Alles lief gut, ich war glücklich und fühlte mich topfit.

Zumindest bis zum Familientreffen an Weihnachten bei meinen Eltern. Wir saßen gerade bei Torte und Kaffee am großen Esstisch im Wohnzimmer, als ich wieder dieses komische Gefühl in mir aufsteigen fühlte. Diesmal nahm ich es genauer wahr. Es fühlte sich an, als ob sich in meiner Brust ein Feuer entzündete, dessen Flammen bis hoch zu meinem Kopf und die Arme herunter loderten. Ich blickte auf die Kerze, die direkt vor mir stand. Vielleicht kam es davon? Zusätzlich zur Hitze spürte ich jedoch auch wieder ein Engegefühl, mein Herz pochen und mir war schwindelig.

„Schatz, ist alles gut?", hörte ich die Stimme meines Mannes. „Rike, Du schwitzt ja und bist ganz rot im Gesicht. Ist Dir nicht wohl?" Meine Mutter schaute mich besorgt an. Jetzt richteten alle ihre Blicke auf mich. Genau das, was ich brauchte ... „Geht gleich wieder ...", murmelte ich. Ich hätte gern etwas getrunken, aber nach Kaffee war mir gerade nicht. „Die Kerzenluft vielleicht ... Ich gehe mal kurz vor die Tür", sagte ich. Bloß raus aus dem Fokus der Aufmerksamkeit.

Draußen lagen die Temperaturen nur knapp über null Grad. Trotzdem zog ich mir nur schnell die Schuhe an und ging im Pulli raus. Tief sog ich die eisige Luft in mich hinein. Sofort merkte ich, wie ich ruhiger wurde. Mein Puls normalisierte sich und die Welt hörte auf, sich zu drehen. Ich harrte noch einen Moment aus und atmete tief durch, bevor ich den anderen drinnen erklärte, was los gewesen war.

„Bist Du etwa so draußen gewesen?", fragte mein Vater erschreckt, als ich wieder ins Wohnzimmer kam. „Kein Wunder, dass Du zitterst!" Ja, ich zitterte. Aber es verging schnell, wie das erste Mal auch. Natürlich wollten jetzt alle wissen, was mit mir los war. Betont entspannt sagte ich: „Nichts weiter, mir war nur plötzlich schwindelig und sehr warm. Vielleicht habe ich zu viel Kaffee getrunken. Jetzt ist alles wieder okay."

Meine damals 92-jährige Omi guckte mich kritisch an. „Wie alt bist Du jetzt eigentlich? Achtundvierzig, oder?" Ich verstand den Zusammenhang nicht, aber bejahte. „Dann bist Du bestimmt in den Wechseljahren." Der Satz hallte von allen Wänden wider wie ein Echo in den Alpen. Ich liebe meine Omi, aber in dem Moment war sie mir sehr unsympathisch. Mich vor der ganzen Familie so bloßzustellen, wie kam sie nur dazu?

Ich war richtig sauer. Aber ich wollte den anderen Weihnachten nicht durch einen offenen Streit verderben. Also sagte ich nur: „Das kann nicht sein." Dann wechselte ich geschickt das Thema. Leider fand mein kleiner Bruder jedoch Gefallen an dem Gedanken und stichelte den ganzen Abend. „Na, schwitzt Du wieder? Na, kommst Du in die Jahre?" Für mich war Weihnachten gelaufen.

Während mein Mann, meine Kinder und ich nachhause fuhren, herrschte betretene Stille im Auto. Dann, kurz bevor wir zuhause ankamen, platzte es aus mir heraus. „Ich bin nicht in den Wechseljahren! Was fällt Omi ein, so etwas zu behaupten? Und Du sagst gar nichts dazu!", richtete ich mich an meinen Mann. Er guckte verdutzt. „Warum regst Du Dich so auf? Sie hat es doch bestimmt nur gut gemeint." Ja, bestimmt hatte sie das. Meine Omi ist einer der liebsten Menschen der Welt. Trotzdem war ich beleidigt.

Wechseljahre – das ist doch etwas für alte Leute, dachte ich. Und ich war nicht alt. In der Nacht stellte ich mich im

Bad vor den Spiegel und betrachtete mein Gesicht. Ich sah immer noch aus wie mit Mitte dreißig. So sieht doch niemand aus, der in den Wechseljahren ist. Alles Quatsch! Und damit schob ich das Thema beiseite.

In der nächsten Zeit ging es mir gut, nur nachts ließ der Schlaf oft auf sich warten. Aber das war kein Wunder, denn ich grübelte schon ein wenig, was das für komische Attacken gewesen waren. Und Stress hatte ich auch, da hatte meine Freundin Recht gehabt. Mein Mann merkte nicht, wie ich mich vor dem Einschlafen immer wieder von einer Seite auf die andere drehte, und auch nicht, wie ich manchmal aus dem Schlaf hochschreckte und die Bettdecke wegschob. Ihn könnte selbst ein Erdbeben nicht wecken. Etwas, das mir zugutekam, denn so musste ich wenigstens nichts erklären.

Zwei Monate später verrenkte ich mir die Schulter und ging deswegen zu meiner Heilpraktikerin. Wie üblich fragte sie auch nach meinem sonstigen Befinden. Eigentlich wollte ich nichts sagen, aber dann erzählte ich ihr doch von den seltsamen Anfällen und den Schlafstörungen. Sie guckte mich kritisch an und fragte: „Wie alt sind Sie noch gleich? Achtundvierzig, oder?" Ich fühlte mich an Weihnachten erinnert. „Ja, und?", entgegnete ich in leicht gereiztem Ton. „Bekommen Sie denn wie gewohnt Ihre Menstruation?" Wieder empfand ich alles andere als Sympathie. „Ja, was hat das damit zu tun?", fragte ich, obwohl ich die Antwort nicht wissen wollte.

„Es wäre möglich, dass es sich um Hitzewallungen handelt. Vielleicht sind Sie in den Wechseljahren." Ich saß da wie versteinert. „Allerdings ist oft eines der ersten Anzeichen, dass die Menstruation unregelmäßiger wird. Zum Beispiel, dass die Abstände länger oder kürzer sind oder dass die Blutung unterschiedlich stark ist." So schlecht ich mich auch fühlte, ich musste fast lachen. „Dann bin ich seit der Pubertät in den Wechseljahren. Meine Menstruation ist immer unregelmäßig." Meine Heilpraktikerin ließ trotzdem nicht locker. „Die Wechseljahre verlaufen bei jeder Frau anders. Und vom Alter her käme es hin."

In meinem Kopf drehte sich alles. Nicht aufgrund einer Hitzewallung, nur meiner Gedanken wegen. Vor meinem geistigen Auge sah ich im Zeitraffer, wie ich grau und faltig wurde und einen krummen Rücken bekam. Die Stimme meiner Heilpraktikerin drang wie durch eine dicke Schicht Watte an meine Ohren. „Das ist nichts Schlimmes. Ihr Körper stellt sich eben um, die weiblichen Hormone werden weniger. Da kommt einiges ins Ungleichgewicht, aber das legt sich nach ein paar Jahren wieder."

Ich wusste zugegebenermaßen nichts über das Thema. Ich dachte immer, die Wechseljahre seien noch lange hin oder würden mich vielleicht nie treffen. „Jede Frau muss da durch", erklärte sie weiter. „Manchen fällt es kaum auf und andere bekommen Beschwerden. Bei Ihnen hört sich das bisher nicht so an, als ob Sie stärker darunter leiden." Das stimmte, es ging mir überwiegend gut.

„Was kann dabei denn sonst alles noch passieren?", rutschte es mir heraus. Wieder wollte ich die Antwort eigentlich nicht wissen. Sie ratterte einen Katalog von Symptomen herunter. Als sie bei „verstärktem Haarwuchs an frauenuntypischen Stellen" angekommen war, wurde es mir zu viel. Ich, 48, Mutter zweier Kinder und seit Neuestem Abteilungsleiterin, hielt mir die Ohren zu wie ein kleines Kind.

Meine Heilpraktikerin, die ich schon seit vielen Jahren kannte und mit der ich ein nahezu freundschaftliches Verhältnis hatte, wirkte halb bestürzt, halb amüsiert. Sie machte Handzeichen, um mir zu verstehen zu geben, dass ich meine Finger von meinen Ohrknorpeln nehmen sollte. Ich tat es widerwillig.

Sie schaute mir tief in die Augen und sagte mit fester, beruhigender Stimme: „Das ist nur eine Aufzählung von Symptomen, die theoretisch vorkommen können. Sie bekommen nicht alle auf einmal. Einige Frauen haben dieses und andere jenes Symptom, manche haben mehr und manche weniger. Und das Ganze dauert auch nur ein paar Jahre. Es ist alles nicht so schlimm, wie es sich anhört. Sie müssen nur etwas mehr auf sich achten, besonders auf gesunde Ernährung und ausreichend Bewegung. Und wenn Ihnen die Wechseljahre wirklich zu schaffen machen, gibt es gute Heilmittel und Methoden, um die Beschwerden zu lindern."

Ich entspannte mich ein wenig. Sie setzte noch einen drauf: „Ich bin schon seit drei Jahren über die Wechseljahre hinaus. Wir kennen uns schon über fünfzehn Jahre. Haben Sie in der Zeit irgendwelche gravierenden Veränderungen an mir bemerkt?" Nein, das hatte ich wirklich nicht. Auch die Wechseljahre meiner Mutter und meiner Tante musste ich miterlebt haben, aber in meiner Erinnerung waren sie stets lebenslustige, aktive und fitte Menschen. Und beide waren (und sind noch immer) wirklich schöne Frauen, wie auch meine Omi trotz ihres hohen Alters.

Langsam fühlte ich mich besser. Meine Heilpraktikerin riet mir noch, überprüfen zu lassen, ob gesundheitlich alles mit mir in Ordnung war, um andere mögliche Ursachen für meine Beschwerden auszuschließen. Alles war bestens, was bedeutete, dass ich tatsächlich in den Wechseljahren war.

Obwohl ich mich an den Gedanken zu gewöhnen begann, fühlte ich mich dennoch ein wenig komisch, aber meine Heilpraktikerin bestärkte mich darin, meiner Familie und meinen Freunden offen zu erzählen, dass ich nun in dieser Lebensphase war. Alle nahmen es gelassen hin. Ich rief auch meine Omi an, um ihr zu sagen, dass sie Recht hatte, und um mich für meine abweisende Reaktion zu entschuldigen.

Es liegt in meiner Natur, dass ich mich gründlich in Themen einarbeite und dabei Freude empfinde. Daher habe ich alles über das Thema Wechseljahre zusammengetragen, das ich in Erfahrung bringen konnte. Zunehmend wurde ich zum Info-Point für alle Freundinnen und Bekannten, die sich mit den Wechseljahren beschäftigten. Das spornte mich an, auch die Beschwerden und Symptome der Frauen in meinem Umfeld unter die Lupe zu nehmen.

Du ahnst es wahrscheinlich schon: Das Ergebnis ist dieses Buch.

Es soll so vielen Frauen wie möglich helfen, einen einfachen Einstieg in das Thema Wechseljahre zu finden, und einen positiven Umgang mit der neuen Lebensphase fördern. Ich möchte nicht, dass Du den gleichen Recherche-Aufwand betreiben musst wie ich. Um Dir also Zeit zu schenken, habe ich alles, was ich weiß, in diesem Buch zusammengetragen.

Inzwischen bin ich 54 und der ganze Spuk ist seit zwei Jahren vorbei. Ich führe ein glückliches, erfülltes Leben und fühle mich blendend. Auch äußerlich habe ich mich nicht verändert; nur meine Gesichtszüge wirken entspannter und durch mein ganzes Training habe ich mehr Muskeln aufgebaut. Eine große Veränderung gibt es aber: Ich kann mein Leben jetzt ohne die Einschränkungen der monatlichen „Erdbeerwoche" genießen.

Es stimmt, was meine Heilpraktikerin sagte: **Jede Frau erlebt diese Phase anders.** Ich hatte Glück, dass ich es nur mit mittelschweren Symptomen zu tun hatte. Vielleicht liegt es daran, dass ich in der Zeit sehr auf mich geachtet und vorbeugende Maßnahmen ergriffen habe. Unter meinen Wechseljahres-Freundinnen waren einige, die es nicht so leicht hatten. Mit den richtigen Heilmitteln und Methoden haben sie diese Phase trotzdem gut überstanden und es geschafft, eine positive Einstellung zu entwickeln.

Wir alle wussten vorher kaum etwas über das Thema, bis auf die allgemein bekannten Gruselgeschichten. Deshalb hatten wir die schlimmsten Befürchtungen, was in und nach den Wechseljahren auf uns zukommen würde. Doch wir merkten, dass das alles Unsinn war. **Die Wechseljahre sind nichts Schlimmes, sondern können Dir sogar als Anstoß dienen, um Dein Leben positiv zu verändern.**

Ich habe mich intensiv mit dem Thema Wechseljahre beschäftigt. Zum einen, weil ich am Anfang genau wissen wollte, was da wirklich auf mich zukommt, zum anderen, weil ich anderen Frauen helfen will, ihre Angst zu überwinden und das Beste aus der neuen Lebensphase zu machen. Daher berichte ich in diesem Buch nicht nur über Erfahrungen von mir selbst und meinen Freundinnen, vielmehr gebe ich Dir umfassende Informationen über das Thema, damit Du Deine Wechseljahre gut überstehst.

**Es ist an der Zeit, mit der Ungewissheit aufzuräumen und jeder Frau die Chance zu geben, ihren eigenen guten Weg durch die Wechseljahre zu finden.**

## Bist Du bereit?!

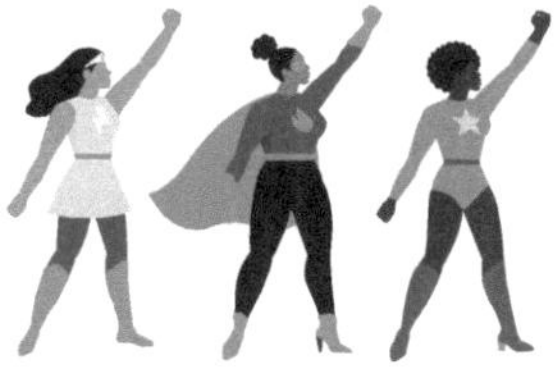

# Wechseljahre – Was genau ist das eigentlich?

## Eine Lebensphase, viele Begriffe

Das Wort „Wechseljahre" hat sicher jede Frau und auch so ziemlich jeder Mann schon einmal gehört, weshalb ein jeder ungefähr weiß, was es bedeutet – die Menstruation hört auf und frau kann danach nicht mehr schwanger werden. Viele assoziieren außerdem Hitzewallungen und Stimmungsschwankungen mit dem Begriff. An der Stelle sind dann viele mit ihrem Latein am Ende, obwohl das Thema deutlich komplexer ist. Neben dem Ausdruck „Wechseljahre" kursieren allerdings auch noch mehrere andere Begriffe, die ungefähr die gleiche Bedeutung haben oder fälschlicherweise mit den Wechseljahren gleichgesetzt werden. Was Du sicher am allerwenigsten gebrauchen kannst, ist zusätzliche Verwirrung – daher möchte ich Dir kurz die verschiedenen Bezeichnungen und ihre Bedeutungen erklären.

## Wechseljahre

Als Wechseljahre bezeichnet man die Zeit, in der sich die Hormone – namentlich Östrogen und Progesteron – bei uns Frauen umstellen und wir von unserem fruchtbaren Lebensabschnitt in eine unfruchtbare Phase übergehen. Die Produktion der weiblichen Hormone sinkt, sodass es ab einem gewissen Punkt für den Körper nicht mehr möglich ist, einen Eisprung stattfinden zu lassen. Infolgedessen hört die Monatsblutung auf und es ist nicht mehr möglich, auf natürlichem Weg schwanger zu werden.

Übrigens: Im allgemeinen Sprachgebrauch wird in Bezug auf Östrogen und Testosteron oftmals von „weiblichen" bzw. „männlichen" Hormonen gesprochen. Das sollte jedoch nicht zu der Annahme verleiten, dass Östrogen keine Bedeutung für Männer und Testosteron keine Bedeutung für Frauen hätte. Die Hormone spielen für beide Geschlechter eine Rolle – nur liegen sie in je anderen Mengenverhältnissen vor.

## Menopause

Der Begriff Menopause wird im allgemeinen Sprachgebrauch gleichbedeutend mit den Wechseljahren verwendet. Wissenschaftlich ist es allerdings ungenau, beide Wörter synonym zu verwenden. Denn eigentlich bezeichnet „Menopause" lediglich den letzten Monatszyklus, also den Zeitpunkt, ab dem die Unfruchtbarkeit eintritt.

## Klimakterium

Ein tatsächlich gleichbedeutendes Wort zu „Wechseljahre“ ist „Klimakterium“. Es handelt sich hierbei um den medizinischen Fachbegriff für diese Phase der Hormonumstellung. Der Begriff wird von dem lateinischen Wort „climacter“ abgeleitet, welches „Stufenleiter“ oder „kritische Phase im Leben“ bedeutet. Beides ist zutreffend, denn die Hormonproduktion sinkt stufenweise und der Lebensabschnitt wird von vielen Frauen als kritisch empfunden. Eine Gefahr stellt er aber nicht dar – dies schon vorab, um Dich zu beruhigen.

## Prä-, Peri- und Postmenopause

Hierbei handelt es sich um die 3 Phasen, in die sich die Wechseljahre untergliedern. „Prä“ bedeutet „vor“, „peri“ heißt „drum herum“ und „post“ bedeutet „nach“. Die Begriffe beziehen sich auf den letzten Monatszyklus, wie oben unter „Menopause“ erklärt. Bereits in der Prämenopause sinkt die Hormonaktivität, was Du aber noch nicht oder kaum bemerkst. Bevor die letzte Blutung erfolgt, geht der Körper in die Perimenopause, in der aufgrund der stärkeren Hormonreduktion die Wahrscheinlichkeit für Beschwerden steigt. Nach der Menopause schließt sich für ca. ein Jahr oder manchmal auch länger die Postmenopause an. Hier sinken die weiblichen Hormone noch weiter und es können ebenfalls Beschwerden auftreten. All das werde ich Dir im nächsten Kapitel noch genau beschreiben.

## Midlife-Crisis

Das Wort „Midlife-Crisis“ (auf Deutsch „Krise in der Mitte des Lebens“) ist aus dem englischen Sprachraum zu uns herübergelangt, insbesondere durch Film und Fernsehen. In diesem Zusammenhang kommen solche Krisen-Abschnitte zumeist bei Männern vor. Genaugenommen handelt es sich eigentlich nicht um eine Phase, sondern um einen Zustand psychischer Instabilität, der oft schon vor der Mitte des Lebens und unabhängig vom Geschlecht eintritt. Die Gefühlswelt ist aufgewühlt und die Gedanken kreisen darum, ob alle Entscheidungen im bisherigen Leben richtig waren und wie es weitergeht. Betroffen sind meist Menschen zwischen 30 und 55 Jahren, die aus privaten oder beruflichen Gründen den Sinn des Lebens anzweifeln. Mit den Wechseljahren trifft die Midlife-Crisis zwar teilweise zeitlich zusammen, sie hat jedoch von der Sache her nichts mit ihnen zu tun.

## Empty-Nest-Syndrom

Genauso wenig ist das sogenannte Empty-Nest-Syndrom mit den Wechseljahren gleichzusetzen. Es handelt sich ebenfalls um einen psychischen Zustand, der Männer wie Frauen gleichermaßen betreffen kann – in diesem Fall aber nur Eltern. „Empty nest“ bedeutet auf Deutsch „leeres Nest“. Das Syndrom kann auftreten, während oder kurz nachdem Dein Kind von zuhause ausgezogen ist, und zeigt sich durch Gefühle von Niedergeschlagenheit, Einsamkeit und/oder Zweifeln am Sinn des Lebens. Das Alter der Eltern und des Kindes ist dabei unbedeutend.

Oftmals treffen die Wechseljahre und der Zeitpunkt des Auszugs eines Kindes aber zusammen, sodass es auch in diesem Fall zur Verwechslung der beiden Begriffe kommt, die jedoch nichts miteinander zu tun haben. Wenn die Wechseljahre mit einer Midlife-Crisis und/oder einem Empty-Nest-Syndrom zusammenfallen, kann sich das allerdings verschlimmernd auf die psychische Verfassung auswirken.

## Andropause

Als Andropause werden die Wechseljahre beim Mann bezeichnet. Ja, Du hast richtig gelesen: Auch Männer kommen in die Wechseljahre. Es betrifft zwar nicht alle, aber kann schon ab Mitte/Ende 30 anfangen und wird mit zunehmendem Alter immer wahrscheinlicher. Auch bei Männern liegt das Klimakterium an einer hormonellen Umstellung – das männliche Sexualhormon Testosteron wird mit den Jahren immer weniger. Wann es soweit ist, dass „Mann" in die Wechseljahre kommt, hängt unter anderem davon ab, wie viel Testosteron er grundsätzlich hat bzw. hatte.

Die Symptome sind ähnlich zu denen einer Frau in den Wechseljahren: Das Fettgewebe kann mehr und das Muskelgewebe weniger werden, Knochen- und Gelenkbeschwerden können auftreten, der Mann hat möglicherweise mit Schwindelgefühlen zu kämpfen, ist müde und antriebslos, die Haut wird trockener und verliert an Spannkraft, die Libido geht zurück und auch Hitzewallungen, Stimmungsschwankungen und Depressionen können auftreten. Als Pendant zum bei Frauen möglicherweise verstärkten Haarwuchs geht der Bartwuchs teils zurück.

Zwei große Unterschiede gibt es aber: Erstens sind die Wechseljahre bei Frauen eine kurze Phase, nach der sich alles wieder reguliert (wenn auch anders als vorher), während bei Männern das Testosteron kontinuierlich abnimmt und sich die Symptome der Andropause schleichend fortsetzen können. Zweitens bleibt ein Mann weiterhin zeugungsfähig, egal wie niedrig sein Testosteronspiegel wird. Allerdings hindern ihn möglicherweise Erektionsstörungen daran, diese Fähigkeit zu nutzen.

# Fragen über Fragen

Als ich damals der Wahrheit namens „Wechseljahre" ins Auge sehen musste, schwirrte mir der Kopf vor Fragen. Dir geht es bestimmt gerade genauso. Bevor wir in die „großen" Themen wie hormonelle Umstellung, Beschwerden und Symptomlinderung einsteigen, lass mich Dir deshalb zunächst einige allgemeine Fragen beantworten.

## „Sind die Wechseljahre eine Krankheit?"

Nein, definitiv nicht! So mancher Frau kommt es vor, als ob sie krank wäre, wenn sie sich mit den Wechseljahresbeschwerden herumschlagen muss, und so mancher Partner trägt leider zu dieser Fehleinschätzung bei. Dabei sind die Wechseljahre etwas vollkommen Normales! Jede Frau hat sie einmal im Leben (und auch nur dieses eine Mal). Sie sind ein natürlicher Bestandteil der Entwicklung. So, wie Du als Jugendliche die Pubertät durchgemacht hast, musst Du später unweigerlich die Wechseljahre durchlaufen. Eine Ärztin bzw. einen Arzt zu konsultieren, ist aber trotzdem ratsam, insbesondere wenn es Dir aufgrund der Wechseljahre nicht gutgeht.

## „Muss ich (schwere) Beschwerden bekommen?“

Du musst nicht, aber Du kannst. Die Wechseljahre verlaufen je nach Frau ganz unterschiedlich. Einige merken überhaupt nichts, bis sie eines Tages ihre Regel nicht mehr bekommen. Die Wahrscheinlichkeit dafür ist sogar ziemlich hoch – sie liegt bei einem Drittel. Ein weiteres Drittel hat mit leichten und das restliche Drittel mit schweren Beschwerden zu kämpfen. Ganz gleich, wie es bei Dir ist, mach Dir bitte keine Sorgen. Solltest Du zu dem Drittel gehören, das durch die Menopause hart getroffen wird, bedenke, dass es sich nur um eine relativ kurze Lebensphase handelt und Du einiges dafür tun kannst, die Beschwerden zu lindern. Hiermit befassen wir uns in diesem Buch noch ausführlich.

## „Wann beginnt das Klimakterium?“

Bei den meisten Frauen fangen die Wechseljahre an, wenn sie ungefähr zwischen 45 und 47 Jahre alt sind. Die Prämenopause beginnt oftmals schon mit Anfang 40. Jedoch gibt es keine pauschale Antwort auf diese Frage.

Wann die Wechseljahre einsetzen, ist individuell unterschiedlich und wird durch verschiedene innere und äußere Faktoren beeinflusst. Zum Beispiel spielt es eine Rolle, wann Du Deinen ersten Monatszyklus hattest und ob Du die Pille genommen hast, aber auch erbliche Faktoren, Hormonbehandlungen oder die Ernährung können sich auswirken. Grundsätzlich ist ein Beginn des Klimakteriums vor dem Alter von 40 Jahren unwahrscheinlich, aber spätestens mit Anfang 50 ist in der Regel der Zeitpunkt gekommen, sich langsam von den fruchtbaren Zeiten zu verabschieden.

## „Wie lange dauern die Wechseljahre?“

Auch das lässt sich nicht pauschal sagen, und außerdem ist auch noch zwischen den tatsächlichen und den „gefühlten“ Wechseljahren zu unterscheiden. Der Körper stellt natürlich nicht von heute auf morgen die Produktion der weiblichen Hormone ein; dieser Vorgang dauert einige Jahre. Im Durchschnitt liegen zwischen dem Beginn der Prämenopause und dem Abschluss der Postmenopause ungefähr 10 bis 15 Jahre. Das hört sich jetzt gefährlich an, aber Symptome treten normalerweise nicht in der gesamten Zeit auf. Studien ergaben, dass Beschwerden durchschnittlich 7,4 Jahre andauern können. Wohlgemerkt „können“, nicht müssen. Die Dauer der „gefühlten“ Wechseljahre kann wesentlich kürzer sein. In manchen Fällen erleben Frauen die Wechseljahre sogar nur als „Wechsel-Monate“. Für die meisten ist das Klimakterium bereits mit 52 Jahren überstanden.

## „Wann ist meine letzte Regelblutung?“

Ungefähr ein Jahr vor dem Ende der Wechseljahre hast Du Deinen letzten Monatszyklus und folglich auch Deine letzte Menstruation. Bei den meisten Frauen ist das im Alter von 51 Jahren der Fall. Wie bei den Antworten auf die bisherigen Fragen gibt es aber auch hier individuelle Unterschiede.

## „Kann ich trotz Wechseljahren noch schwanger werden?“

Solang Du noch Deine Regel bekommst, kannst Du auch schwanger werden. Das heißt im Fall eines unerfüllten Kinderwunsches, dass der Zug noch nicht abgefahren ist; solltest Du eine Schwangerschaft vermeiden wollen, musst Du weiterhin entsprechend vorsorgen. Die Aktivität der Hormone sinkt zwar, aber trotzdem sind sie noch in einem Ausmaß vorhanden, das den Eisprung und somit eine Schwangerschaft ermöglicht. Du solltest beachten: Wenn Du älter als Mitte 40 bist, kommt es aufgrund der sinkenden Hormonaktivität zur erheblichen Steigerung des Risikos für körperliche und geistige Behinderungen des Kindes. Da während der Wechseljahre die Regelblutung unter Umständen unregelmäßig auftritt, solltest Du auch bei einem längeren Ausbleiben der Menstruation vorsichtig sein. Erst, wenn Du ein Jahr lang keine Regel hattest, kannst Du einigermaßen sicher sein, dass die Wechseljahre abgeschlossen sind. Die Betonung liegt aber auf „einigermaßen“. Ohne ärztliche Rücksprache solltest Du daher keinesfalls auf Verhütung verzichten.

## „Kann ich vorher wissen, wie das Klimakterium bei mir verläuft?“

Nein, das kann niemand wissen. Nicht einmal Deine Frauenärztin oder Dein Frauenarzt kann es Dir sagen. Auch Erfahrungen Deiner weiblichen Verwandten sind nicht aussagekräftig. Die Wechseljahre verlaufen bei jeder Frau unterschiedlich.

## „Warum muss ich diese Phase durchmachen?“

Wie bereits erwähnt, handelt es sich um einen natürlichen Prozess, der im Körper der Frau vorgegeben ist. In der Pubertät beginnt mit dem ersten Monatszyklus die fruchtbare Phase des Lebens, in der Du Kinder bekommen kannst, aber auch jeden Monat Deine Menstruation einsetzt. Im Monatszyklus geben die Eierstöcke ein Ei in den Eileiter ab (Eisprung) und im Fall der Nichtbefruchtung wird die Gebärmutterschleimhaut durch die Monatsblutung abgestoßen. Der Eisprung ist die Voraussetzung für die Fruchtbarkeit. Der Körper kann jedoch nur eine begrenzte Anzahl von Eisprüngen einleiten. Daher ist die fruchtbare Phase zwangsläufig begrenzt, und zwar auf ungefähr 40 Jahre. Zu Beginn und zum Ende dieses Lebensabschnitts muss der Körper sich umstellen, und so durchläufst Du sowohl die Pubertät als auch die Wechseljahre. Dass es letztere gibt, erfüllt sogar noch einen weiteren Sinn: Der Körper wird geschützt, denn eine

Schwangerschaft und Geburt im Alter von über 50 Jahren wäre eine erhebliche Belastung (noch weit mehr als ohnehin schon) und würde Mutter und Kind stark gefährden.

## „Bin ich jetzt alt?"

In die Wechseljahre zu kommen, verursacht bei vielen Frauen das Gefühl, nun die besten Zeiten hinter sich zu haben. Auch ich hatte mit dieser Vorstellung zu kämpfen. Aber das ist vollkommener Unsinn. Nur, weil Du nicht mehr Deine Tage hast und nicht mehr schwanger werden kannst, gehörst Du nicht zum „alten Eisen". Mit Mitte 50 stehst Du mit beiden Beinen im Leben, kannst weiterhin jung aussehen, topfit sein und Dich jugendlich fühlen. Wie schnell Du äußerlich alterst, hängt nicht von Deinen weiblichen Hormonen ab. Es kann zum einen erblich bedingt sein, aber vor allem beeinflusst Du es selbst durch Deine Lebensweise. Dein inneres Alter bestimmst ohnehin nur Du allein – es kommt ganz einfach auf Deine innere Einstellung an. Auch mit 80 kannst Du innerlich noch 20 sein, wenn Du es Dir selbst erlaubst und Dich nicht von außen beeinflussen lässt (Stichwort Kleidung, Frisur, Musikgeschmack und „angemessenes" Verhalten). Sei einfach Du selbst und so jung, wie Du sein möchtest.

## „Warum ist es so schwer, über das Thema Wechseljahre zu sprechen?“

Die Antwort hierauf ist leider: Weil unsere sonst so moderne Gesellschaft immer noch zu prüde ist, um sich mit den normalen Problemen einer Frau offen zu beschäftigen. Genauso wie die Menstruation sind die Wechseljahre ein Thema, für das wir Frauen uns anscheinend schämen – doch das müssen wir nicht! So, wie wir erhobenen Hauptes und voller Stolz Tampons oder Damenbinden kaufen sollten, sollten wir auch selbstbewusst dazu stehen, dass wir in die Wechseljahre kommen. Frauenleiden sind keine persönlichen Schwächen, sondern eine biologische Gegebenheit – und hiermit umzugehen, ist definitiv etwas, worauf wir stolz sein können.

# Körper und Psyche auf dem Prüfstand – Symptome der Wechseljahre

## Hitzewallungen

„Ich kann nicht in den Wechseljahren sein, ich habe ja keine Hitzewallungen." Dies ist eine Aussage meiner besten Freundin. Sie ist ein Jahr älter als ich, aber sie meinte, dass sie wohl einfach viel später mit alldem dran sein würde als ich und viele andere. Sie wiederholte diesen Satz mehr als fünf Jahre lang voller Überzeugung, bis schließlich ihre Regel ausblieb und nicht mehr wiederkam. Im Nachhinein gestand sie sich ein, dass es ein paar andere Anzeichen gegeben hatte, die auf die Wechseljahre hingedeutet hätten. Aber sie ordnete diese nicht dem Klimakterium zu, weil sie eben keine Hitzewallungen hatte. Hieran sieht man wieder, wie unspezifisch die Symptome sind und dass jede Frau die Menopause anders erlebt.

Normalerweise denkt jeder Mensch, dass frau in den Wechseljahren Hitzewallungen haben muss. Unter Medizinerinnen und Medizinern gelten sie neben Zyklusbeschwerden sogar als ein Hauptkennzeichen für das Klimakterium. Und trotzdem: Du musst keine Hitzewallungen bekommen, nur weil Du in den Wechseljahren bist.

Sie können bereits in der Prämenopause auftreten. In der Perimenopause nimmt die Wahrscheinlichkeit zu, in der Postmenopause sinkt sie wieder. Im Durchschnitt haben Betroffene 6 Jahre damit zu tun. Die Häufigkeit der Hitzewallungen ist, so wie alles andere auch, bei jeder Frau unterschiedlich. Vielleicht hast Du diese Beschwerden nur hin und wieder. Einige Frauen berichten allerdings, dass sie bis zu 20-mal am Tag auftreten.

Was genau sind nun aber Hitzewallungen? Eigentlich etwas ganz Natürliches, das jeder seit der Jugend kennt und in stressigen, anstrengenden Situationen oder bei erhöhter Außentemperatur auftritt. Mit Fieber haben sie nichts zu tun. Der Körper gerät „in Fahrt", d. h. die Blutgefäße erweitern sich, der Blutdruck steigt, Schweiß bricht aus und mitunter wird der Herzschlag schneller und die Haut rötet sich. Eben wie an einem heißen Sommertag oder wenn Du Sport machst. Achtest Du genau auf Deinen Körper, wirst Du bemerken, dass die sogenannte aufsteigende oder fliegende Hitze im Brustbereich beginnt und dann in Wellen über den Hals, das Gesicht und die Oberarme verläuft.

Das Ungewöhnliche, das die Hitzewallungen für viele Frauen so beängstigend macht, ist ihr plötzliche Auftreten ohne erkennbaren Anlass. Du wachst vielleicht nachts auf und bist schweißgebadet, oder Du sitzt ganz ruhig bei gemäßigter Raumtemperatur auf dem Sofa und

Dir wird plötzlich knallheiß. Wenn Herzklopfen, Schwindel und Kopfschmerzen dazukommen, wirkt der Zustand noch bedrohlicher. Besonders zu Beginn der Wechseljahre, wenn Du nicht weißt, wie so etwas abläuft, kann Panik in Dir aufkommen. Du denkst, dass Du vielleicht einen Infekt oder ein Herz-Kreislauf-Problem hast. Bei wiederkehrenden Hitzewallungen vermutest Du möglicherweise, dass Du an Panikattacken leidest. Dabei ist alles ganz harmlos und liegt einfach nur an Deinen Hormonen.

Hitzewallungen sind keine Krankheit, sie sind vollkommen ungefährlich und vergehen meist nach wenigen Minuten wieder. Manchmal dauern sie auch nur Sekunden, in seltenen Fällen bis zu einer Stunde. Anschließend beginnst Du wahrscheinlich zu frösteln, womöglich auch zu zittern. Auch das fühlt sich nicht gut an, aber geht schnell wieder vorbei und ist nichts Schlimmes. Schlimm ist nur, sich Gedanken darüber zu machen, denn dann setzt Du Dich ständig unter Stress, fühlst Dich unwohl und bekommst vielleicht wirklich Panikattacken.

Natürlich solltest Du unerklärliche Schweißausbrüche, Herzklopfen, Kopfschmerzen und Schwindelgefühle nicht einfach abtun, denn es können auch andere Ursachen dahinterstecken. Lass Dich zu Deiner Beruhigung am besten ärztlich durchchecken, um sicherzugehen, dass es nichts Ernstes ist. Wenn Du dann wieder die Hitze in Dir aufsteigen fühlst oder schweißgebadet aufwachst, bleib ruhig. Sage Dir: „Es sind nur die Wechseljahre, das vergeht gleich wieder.“ Und dann denk an etwas anderes, das Dich positiv ablenkt.

Wenn Du während einer Hitzewallung nicht allein bist, sage den Anwesenden offen, was gerade mit Dir los ist.

So nimmst Du Dir den Druck, den Du Dir ansonsten aufbaust, wenn Du versuchst, Deinen Zustand zu verheimlichen. Es besteht kein Grund, Dich für die aufsteigende Hitze zu schämen, ebenso wenig wie für irgendeines der anderen Wechseljahressymptome. Du durchlebst einfach eine biologisch vorprogrammierte Phase, das ist weder Dein Fehler noch etwas Anormales. Für andere Frauen wirst Du durch den ehrlichen Umgang mit dem Klimakterium sicher viel Respekt ernten, und wenn ein Mann komisch guckt, dann lass ihn doch – wenn er intolerant ist, ist es sein eigenes Problem.

Du kannst der fliegenden Hitze ein wenig vorbeugen, indem Du Räume gut belüftest, bei einer Temperatur von 16 bis 18 Grad schläfst und bei wärmerem Wetter leichte Kleidung trägst. Bei kühlerem Wetter solltest Du den „Zwiebel-Look" bevorzugen, sodass Du Dir zur Not ein Kleidungsstück ausziehen kannst. Vermeiden solltest Du Rollkragenpullis und sehr hochgeschlossene Kleidung, da sie nicht nur die Erhitzung fördern, sondern Dir auch ein beklemmendes Gefühl geben. Um Deinen Hals zu wärmen, lege Dir lieber ein Tuch um, das Du gegebenenfalls schnell ablegen kannst. Außerdem solltest Du zusätzlichen Stress vermeiden und möglichst wenig Koffein, Alkohol und gewürztes Essen zu Dir nehmen. Wenn Du von Hitzewallungen betroffen bist, wirst Du sie dennoch nicht ganz vermeiden können. Denn das Hitzegefühl liegt an einer Fehleinschätzung Deines Gehirns.

Ganz genau ist nicht geklärt, was sich im Körper abspielt, aber fest steht, dass das Durcheinander im Hormonhaushalt das vegetative Nervensystem dazu anreizt, eine Stressreaktion einzuleiten. Glücklicherweise merkt es immer schnell von selbst, dass es unsinnig reagiert, und fährt die Reaktion wieder herunter. Der Schweiß, der Dir dabei ausbricht, ist übrigens etwas Gutes – der Körper reagiert damit auf die vermehrte Durchblutung und die damit verbundene Erhitzung der Hautoberfläche, um sich zu kühlen.

## Zyklusbeschwerden

Es ist naheliegend, dass sich Dein Monatszyklus in den Wechseljahren verändert, denn er ist Dreh- und Angelpunkt der ganzen Sache. Die Fruchtbarkeit nimmt ab und somit stellt sich Deine Eizellproduktion nach und nach ein. Vor Beginn der Wechseljahre hast Du ziemlich regelmäßig Deinen Eisprung und Deine Blutung, danach gar nicht mehr. Es ist klar, dass dazwischen etwas passieren muss. Wie das bei Dir abläuft, kann niemand vorhersagen.

Bei einigen Frauen bleibt während des Klimakteriums die Menstruation weitgehend normal und regelmäßig bzw. verändert sich die meiste Zeit nur unmerklich. Die Abstände werden schleichend länger und die Intensität der Blutung ebenso schleichend geringer. Kurz vor Schluss, manchmal erst im letzten Jahr oder in den letzten Monaten, bleiben dann möglicherweise einzelne Perioden aus, bis irgendwann gar keine mehr kommt.

Andere leiden in den Wechseljahren stark unter Zyklusbeschwerden. Die Blutungen kommen sehr unregelmäßig, sodass sie sich auf nichts einstellen können, und sind mitunter so heftig, dass die Betroffenen am liebsten zuhause bleiben würden. Manchmal bleibt eine Periode aus und die nächste ist umso stärker, die Blutungen dauern ungewöhnlich lange oder es treten Zwischen- und Schmierblutungen auf. Außerdem berichten betroffene Frauen teils von heftigen Unterleibsschmerzen, die manchmal schon ab dem Eisprung beginnen.

Das hört sich jetzt erst einmal richtig gruselig an. Aber wie gesagt: Es muss Dir ja nicht so gehen. Und selbst wenn – auch das geht vorbei, außerdem gibt es Methoden zur Linderung. Zyklusbeschwerden sind nicht anormal oder krankhaft; jeder Körper reagiert einfach anders auf die Umstellung.

Ein veränderter Zyklus deutet bereits in der Prämenopause auf die einsetzenden Wechseljahre hin. Bei Betroffenen werden die Beschwerden meist in der Perimenopause stärker, in jedem Fall enden sie aber logischerweise, wenn Du Deine letzte Periode hattest. Falls Du von starken Beschwerden betroffen bist, dauern diese nicht unbedingt die ganze Zeit an. Möglicherweise handelt es sich nur um eine kurze Phase oder es ist jeden Monat anders. Beobachte Deine Periode genau und mach Dir Notizen über Zeitpunkt, Dauer, Intensität an den verschiedenen Tagen und sonstige Beschwerden. So lernst Du, Dich besser einzuschätzen, und kannst Dich bezüglich Deiner Hygiene und Freizeitgestaltung besser vorbereiten.

Zyklusschwankungen müssen nicht unbedingt mit den Wechseljahren zusammenhängen. Auch andere Ursachen wie zum Beispiel Stress, Diäten oder Infektionskrankheiten können bewirken, dass sich die Abstände und Intensität der Monatsblutungen verändern. Zudem ist nicht nur das Klimakterium, sondern auch der normale Monatszyklus von Frau zu Frau verschieden. Manche haben mehr Schmerzen, andere fast gar keine, bei der einen dauert der Zyklus genau 28 Tage, bei der anderen 30 oder auch 32, einige haben leichtere und andere stärkere Blutungen, bei manchen dauern diese nur 3 Tage und bei anderen 7. Um Deine persönlichen Veränderungen in den Wechseljahren einschätzen zu können, ist es hilfreich, Deinen Körper schon vorher gut zu kennen. Macht Dir etwas Sorgen, solltest Du natürlich immer eine Ärztin bzw. einen Arzt befragen.

Neben möglichen Beschwerden bedeutet die Hormonumstellung auch, dass Dein Eisprung nicht mehr so gut einzuschätzen ist. Um Dich vor einer ungewollten Schwangerschaft zu schützen, solltest Du in den Wechseljahren also mindestens ebenso gut auf die Verhütung achten wie zuvor.

## Muskel- und Gelenkschmerzen

Der Nacken ist steif, der Rücken tut weh, es sticht in der Schulter – so etwas ist vollkommen normal und gehört zum Alltag jedes arbeitenden Menschen – vor allem, wenn Du viel im Büro sitzt. Muskel- und Gelenkschmerzen zählen jedoch auch zu den Wechseljahresbeschwerden, denn sie können in dieser Phase verstärkt auftreten. Schuld daran ist wieder einmal der Hormonhaushalt – was sonst?

Vor den Wechseljahren „ölt" das Östrogen bei Frauen die Gelenke, indem es die Gelenkhäute mit Flüssigkeit beliefert und die Durchblutung des Gewebes rundherum steigert. Da Frauen durch eine etwaige Schwangerschaft weit mehr körperliche Belastung aushalten müssen als

Männer, hat es die Natur so vorgesehen, dass ihre Gelenke einen stärkeren Schutz haben. Sinkt das Östrogen, verringern sich die Flüssigkeitsversorgung und Durchblutung der Gelenkbereiche, sodass eine Versteifung in den Gelenken entstehen kann. Schlecht bewegliche Gelenke führen wiederum dazu, dass sich die Muskeln in den betreffenden Bereichen verkrampfen. So kommt es, dass Du im Klimakterium möglicherweise öfters Schmerzen hast, die Du Dir nicht erklären kannst.

Vielleicht bist Du bisher nahezu komplett von Muskel- und Gelenkschmerzen verschont geblieben – dann hattest Du großes Glück, hast Dich wahrscheinlich sehr gesund ernährt und hattest ein weitgehend stressfreies Leben. Die meisten von uns haben jedoch hin und wieder Schmerzen, die sie allerdings auf ein bestimmtes Verhalten zurückführen können. Zum Beispiel hast Du nach dem Sport Muskelkater, nach einer langen Woche im Büro Rückenschmerzen oder Dir tut das Knie weh, nachdem Du Dich ungeschickt bewegt hast. Das ist zwar unangenehm, aber nicht weiter beunruhigend, denn Du weißt ja, woher Deine Beschwerden kommen.

In den Wechseljahren kann es nun aber sein, dass Du einfach so Schmerzen hast, ohne etwas dazu beigetragen zu haben. Dies kann dazu führen, dass Du Dir Sorgen machst, vielleicht vermutest Du sogar eine Krankheit dahinter. Ausgeschlossen ist dies nicht, also kläre bei Muskel- oder Gelenkschmerzen am besten wieder mit Deinem Arzt bzw. Deiner Ärztin ab, ob es wirklich nur die Wechseljahre sind oder etwas Ernstes wie zum Beispiel eine Stoffwechselerkrankung oder eine Entzündung dahintersteckt. Ist das ausgeschlossen, kannst Du aufatmen, aber unangenehm bleiben die Schmerzen natürlich trotzdem.

Besonders die Gelenke und Muskelpartien im Bereich des Nackens, der Schultern, des Rückens, der Hüften, der Knie sowie der Hände und Finger sind oftmals betroffen. Vielleicht sind es grundsätzlich nur einige von ihnen, vielleicht wechseln sie sich ab, möglicherweise verschwören sich mitunter mehrere Körperpartien gegen Dich. Morgens nach dem Aufstehen kann es häufig vorkommen, dass Du Dich gar nicht recht bewegen kannst und bisweilen einige Stunden brauchst, bis Du diese sogenannte Morgensteifigkeit losgeworden bist. Es kann aber auch sein, dass aus heiterem Himmel etwas zwickt und zwackt, Deine Gelenke und Muskeln sich via Schmerzsignal zu unterhalten scheinen oder Du Dich ungelenk oder schwerfällig bewegst. Das belastet nicht nur den Körper, sondern auch die Psyche; insbesondere, wenn es Dich in Deiner Bewegungsfreiheit und Deinem Tatendrang einschränkt.

Möglicherweise bleibst Du auch von alldem verschont – Schmerzen in den Wechseljahren sind zwar häufig, aber treffen längst nicht alle Frauen. Wenn Du betroffen bist, solltest Du Dich weder von den Beschwerden Deiner Freiheit berauben lassen noch Dich überanstrengen. Es ist wichtig für Dein seelisches Wohlbefinden, dass Du weiterhin am Leben teilnimmst. Denn was Deiner Seele guttut, wirkt sich auch positiv auf Deinen Körper aus. Es wäre also ein großer Fehler, Dich von den Schmerzen einschränken zu lassen, denn dann würden sie durch Deine niedergeschlagene Stimmung wahrscheinlich eher noch schlimmer werden.

Dennoch musst Du Deinem Unternehmungsdrang zum Trotz lernen, nicht Dein Limit zu überschreiten. Tätigkeiten, die die Gelenke stark belasten, solltest Du möglichst vermeiden, und Sport solltest Du so „dosieren", dass Du keinen Muskelkater bekommst. Erkläre Deinen Freunden und Deiner Familie, warum Du bestimmte Aktivitäten nicht oder nur in begrenztem Ausmaß mitmachen kannst. Der offene Umgang mit Deinen Beschwerden macht es Dir leichter, sie zu ertragen. Nichtsdestotrotz ist Bewegung jedoch das A und O gegen Gelenksteifigkeit und Verspannungen, also solltest Du regelmäßig Sport treiben und jeden Tag leichte Übungen machen, um die Beschwerden zu lindern. Probiere hierzu beispielsweise Yoga, Qigong oder Gymnastik. Zudem kannst Du mithilfe einer vitamin- und mineralstoffreichen Ernährung die Schmerzen reduzieren.

Bezüglich der Schmerzen kann ich Dich leider nicht so optimistisch stimmen wie bei anderen Beschwerden, denn sie vergehen nicht einfach mit dem Ende der Wechseljahre. Die gelenkschützende Wirkung des Östrogens bleibt weiterhin aus, außerdem kommt der natürliche Verschleiß hinzu, der bei jedem Menschen im Laufe des Älterwerdens auftritt. Positiv bleiben kannst Du trotzdem, denn durch Bewegung, Vitamine und Mineralstoffe sowie eine ausgeglichene Psyche kannst Du die Auswirkungen dieses Prozesses erheblich einschränken. Kurzum: Einem (fast) schmerzfreien Leben weit über die Wechseljahre hinaus steht nichts entgegen, wenn Du auf Dich achtest. Genauere Tipps dazu erhältst Du im nächsten Kapitel.

# Gewichtszunahme & Figurveränderungen

Oftmals berichten Frauen, dass sie in den Wechseljahren mehr Gewichtsprobleme haben als früher. Das hängt nicht nur mit dem Klimakterium zusammen, sondern auch damit, dass mit steigendem Lebensalter der Energieumsatz sinkt. Denn die Muskelmasse, die einen Großteil der Energie verbraucht, nimmt ab und der Stoffwechsel verlangsamt sich, sodass auch er weniger Energie umsetzt und weniger Fett verbrannt wird. Isst Du weiter wie zuvor, lagern sich unter Umständen die Kalorien an Deinen Hüften und anderen Körperstellen an.

Es kommt jedoch noch ein weiterer Aspekt hinzu: der nun ausbleibende Eisprung. Damit Eizellen produziert werden und in den Eileiter gelangen können, benötigt Dein Körper nämlich ebenfalls Energie – jede Menge sogar. Je weniger Eizellen heranreifen und Eisprünge stattfinden, desto weniger Kalorien verbrauchst Du also. Das heißt, im Verlauf der Wechseljahre sinkt Dein Energiebedarf immer weiter bis zur endgültigen Menopause und bleibt danach – sowohl in der Postmenopause als auch im weiteren Leben – auf reduziertem Niveau.

Diesen Herausforderungen kannst Du mit einfachen Mitteln entgegenwirken, und zwar indem Du weniger Kalorien zu Dir nimmst und Dich mehr bewegst. Durch Sport kannst Du gleichzeitig dem altersbedingten Muskelabbau vorbeugen, sodass Du gleich zwei Probleme auf einmal beseitigst.

Was Du nicht so einfach verhindern kannst, ist die Tatsache, dass die Hormonumstellung die Figur an sich beeinflussen kann. Die weiblichen Hormone sorgen dafür, dass Du vor den Wechseljahren am ehesten Fett an Hüften, Po und Oberschenkeln anlagerst. Da im Klimakterium die Produktion der weiblichen Hormone sinkt, während der Anteil des männlichen Hormons Testosteron gleich bleibt, neigen Frauen ab dieser Lebensphase zu „typisch männlicher“ Fettanlagerung. Mit anderen Worten: am Bauch.

Ich weiß, das ist keine schöne Vorstellung, und deshalb solltest Du das Bild, das Dir gerade vor Deinem geistigen Auge erschienen ist, ganz schnell wieder vergessen. Mit Sicherheit wird Dein Bauchumfang nicht plötzlich dem des sechsten Schwangerschaftsmonats entsprechen. Es heißt nur, dass Du vielleicht keine ganz so weibliche Taille mehr hast. Ob Dich das stört, musst Du selbst entscheiden – es ist ja nur eine äußere Kleinigkeit, die an Dir als Person nichts verändert. Ein paar Extraübungen für den Bauch können trotzdem nicht schaden, da „Bauchspeck“ allgemein nicht gut für das Herz-Kreislauf-System ist.

Fakt ist: Die etwaige Gewichtszunahme und Fettanlagerungen kommen nicht durch die Wechseljahre selbst zustande, sondern durch Essen und mangelnde Bewegung. Du kannst diese unerwünschten Effekte also mit ein bisschen Disziplin selbst kontrollieren.

Ein paar Kilos nimmst Du unter Umständen trotzdem zu, denn es kann sein, dass Dein Körper bis zu 3 oder 4 Liter Wasser im Bindegewebe einlagert. Dies beschränkt sich aber meist auf eine kurze Phase in der Perimenopause, in welcher vorübergehend der Östrogenwert über dem des Progesterons liegt. Vermeide in dieser Phase (und am besten auch grundsätzlich) stark gesalzene Speisen, da

Salz die Wassereinlagerung fördert. Außerdem solltest Du darauf achten, insbesondere die Beine und Füße stets in Bewegung zu halten, also zum Beispiel bei der Arbeit immer wieder kurze Übungen zwischendurch zu machen. Falls Du starke oder länger andauernde Wassereinlagerungen mit Schwellungen der Beine oder Füße beobachtest, suche bitte einen Arzt bzw. eine Ärztin auf. Dies kommt jedoch selten vor und hat meist andere Ursachen als die Wechseljahre.

Zu erwähnen ist auch, dass Gewicht und Figur sehr individuelle Themen sind – ganz unabhängig vom Lebensalter und von hormonellen Veränderungen. Es gibt Menschen, die von Natur aus gertenschlank sind und selbst bei einer Zufuhr von 4.000 Kalorien am Tag nicht zunehmen, und andere, bei denen jedes kleine Krümelchen Zucker direkt ansetzt. Zwischen diesen zwei Extremen liegt ein breites Spektrum. Vieles ist auf die Genetik zurückzuführen, außerdem auf die Stoffwechselaktivität, die Ernährung in der Kindheit und andere Faktoren.

Wichtig ist nur, dass Du Deinen eigenen Körper kennst und akzeptierst. Du weißt bestimmt, wie er auf Zucker, Fett & Co. reagiert. Vom Grundsatz her wird sich in den Wechseljahren nicht viel ändern, nur dass sich Dein persönlicher Energieumsatz wahrscheinlich ein wenig reduziert. Um wie viel er zurückgeht, kannst Du nur selbst durch Erfahrung herausfinden. Ich würde Dir empfehlen, Dich grundsätzlich gesund zu ernähren und Sport zu treiben (das kann so oder so nicht schaden) sowie regelmäßig Dein Gewicht zu überprüfen. Nimmst Du bei gleicher Kalorienaufnahme zu, solltest Du sie ein wenig drosseln oder Dich mehr bewegen. Es gibt aber keine allgemeinen

Empfehlungen für die Kalorienzufuhr in den Wechseljahren oder die Zeit danach, denn Dein Verbrauch ist und bleibt individuell.

Zudem gibt es auch noch unterschiedliche Figurtypen – das ist Dir bestimmt auch schon aufgefallen. Manche haben die „typisch weibliche" Figur mit ausgeprägten Rundungen und andere sind eher knabenhaft gebaut. Letztere Gruppe baut oft leichter Muskeln auf und ist tendenziell schlanker, während erstere häufiger mit Gewichtsproblemen zu kämpfen hat. Das setzt sich vielfach in und nach den Wechseljahren fort, aber wie alles andere ist das im individuellen Fall nicht vorhersehbar. Der Grund für die Unterschiede ist übrigens die hormonelle Grundveranlagung – nicht jede Frau hat von Natur aus gleich viel Östrogen und Progesteron. Betroffen von den Wechseljahren sind trotzdem alle Frauen, da beide Hormone abgebaut werden.

Figur und Gewicht hin oder her – so schlimm ist das alles nicht. Wir sollten uns eher fragen, warum es uns so schlimm vorkommt. Schuld daran ist die Gesellschaft, die uns Schönheitsideale vorlebt und immer noch weit höhere Ansprüche an Frauen als an Männer stellt. Wir sollten am besten alle aussehen wie Supermodels, während die Herren ihre Bäuche spazieren führen und auch noch stolz darauf zu sein scheinen. Es ist Zeit, mit diesem rückschrittlichen Denken aufzuhören.

Du und ich sind genauso viel wert wie jeder andere Mensch auf der Welt, ganz egal, welche Figur wir haben, wie dick oder dünn wir sind und ob uns ein Bauch wächst oder nicht. Sieh Dich nicht mit den Augen der anderen, sondern mach Dich frei von allen Vorurteilen und Ansprüchen. Wenn Dich etwas an Dir stört und es Dir möglich ist, dies zu verändern, kannst Du es tun, aber miss dem Äußeren nicht so viel Bedeutung bei.

Falls Du ein gesundheitsschädliches Übergewicht hast, kannst Du um Deiner selbst willen abnehmen, am besten in Absprache mit einem Arzt bzw. einer Ärztin. Wenn Du aber nur denkst, dass andere sich an etwas von Dir stören könnten, dann hebe den Kopf, straffe die Schultern und sage mit fester Überzeugung: „Na und? Ich bin ich und fühle mich wohl mit mir. Wer mich nicht mag, kann gerne gehen.“ Diese Einstellung sollten wir uns bei so vielem angewöhnen.

## Blasenschwäche

Nicht umsonst wurden extra Einlagen für Menschen erfunden, die Schwierigkeiten haben, ihren Harnabgang zu kontrollieren. Bereits ein Jahr nach Beginn der Wechseljahre tritt bei 64,7 % der Frauen dieses Problem auf, 6 Jahre später sind sogar 84,2 % betroffen. Das, was eigentlich unter Blasenschwäche verstanden wird, also dass Urin versehentlich austritt, entstand bei mir glücklicherweise nicht. Ich spüre nur etwas öfter als früher, dass ich „mal muss“, aber fühle mich dadurch nicht eingeschränkt.

Der Grund für eine Blasenschwäche ist – mal wieder – der sinkende Östrogenspiegel. Dieses Hormon sorgt nämlich auch dafür, dass die Schleimhäute der Blase und der Harnwege versorgt werden. Bei sinkendem Östrogen kann es sein, dass sich diese Schleimhäute zurückbilden. Gleiches geschieht in der Scheide.

Dort verändert sich zudem der pH-Wert, der normalerweise durch Milchsäure reguliert wird. Die Milchsäureproduktion nimmt nun ebenfalls aufgrund des sinkenden Östrogens ab. Dadurch können unter Umständen Keime in die Scheide eindringen, die sonst keine Chance hätten, und sich von dort auf den Weg in die Blase machen. So können mitunter Infektionen der Blase und der Harnröhre ausgelöst werden.

Eine solche Infektion merkst Du anhand von Schmerzen im Unterbauch, Fieber und/oder verfärbtem Urin. In so einem Fall kontaktiere bitte umgehend einen Arzt bzw. eine Ärztin, denn mit Blasen- und Harnwegsinfektionen ist nicht zu spaßen. Dass Du in den Wechseljahren bist, heißt aber nicht automatisch, dass solche Infektionen auftreten müssen. Vielleicht kommt es einmal vor, vielleicht mehrere Male, vielleicht auch gar nicht. Schließlich müssen die Keime erst einmal einen Weg finden.

Du kannst selbst großen Einfluss darauf nehmen, ob Du Dich infizierst oder nicht – und zwar durch Deine Hygiene. Achte stärker denn je darauf, bei der Pflege Deines Intimbereichs und beim Toilettengang immer saubere Hände zu haben, und dass alle Produkte, die Du dabei verwendest, hygienisch rein sind. Außerdem musst Du darauf achtgeben, dass ein Mann, mit dem Du Geschlechtsverkehr hast, für seine Hand- und Intimhygiene sorgt. Falls er das nicht ohnehin macht, erkläre ihm, warum das so wichtig ist.

Hundertprozentige Sicherheit gibt es nirgendwo, aber durch angemessene Vorsicht kannst Du das Risiko erheblich eindämmen und brauchst Dir nicht so viele Sorgen zu machen. Außerdem solltest Du auf Dein Immunsystem achten, denn eine Infektion der Blase oder der Harnröhre ist, wie der Name schon sagt, eine Infektion und eine solche wird durch ein intaktes Immunsystem abgewehrt oder bekämpft. Hier helfen wieder die richtige Ernährung sowie ein möglichst stressfreies Leben, das durch viel Bewegung und Aufenthalte in der Natur gekennzeichnet ist.

An einem etwaigen unkontrollierten Harnabgang ändert sich dadurch leider nichts. Er ist allein auf die zurückgehende Flexibilität des Blasengewebes durch den Schleimhautabbau zurückzuführen. Ob und wie weit sich diese Flexibilität reduziert, ist je nach Frau unterschiedlich, aber wie Du an den obigen Zahlen siehst, ist die Wahrscheinlichkeit, dass dieser Zustand eintritt, ziemlich hoch. Du kannst aber trotzdem einen positiven Einfluss nehmen, indem Du die Muskulatur Deines Beckenbereichs trainierst, zum Beispiel durch ein Bauch-Beine-Po-Training oder in der Physiotherapie. Außerdem solltest Du lieber zu früh als zu spät auf die Toilette gehen, denn je weniger Druck auf der Blase ist, desto geringer ist die Wahrscheinlichkeit, dass sie nicht „dichthält".

Wichtig ist vor allem, dass Du trotz Blasenschwäche guter Dinge bleibst. Sie ist keine Krankheit, sondern nur ein Umstand, mit dem Du lernen kannst umzugehen und dem Du in gewisser Weise auch entgegenwirken kannst. Blasenschwäche ist zugegebenermaßen unangenehm und kann Dich in Deiner Lebensqualität einschränken, denn selbst mit einer urinauffangenden Einlage ist es kein schönes Gefühl, wenn immer wieder Urin austritt, ohne dass Du es willst. Aber lass Dich davon nicht beeinträchtigen. Gehe Deinen Freunden und Deiner Familie gegenüber offen damit um, es ist kein Grund zur Scham, sondern etwas ganz Normales.

# Haarausfall & Haarwuchs

Sinkende weibliche Hormone und gleichbleibendes Testosteron bringen es mit sich, dass sich nicht nur an der Figur etwas verändern, sondern auch die Behaarung „männlicher“ werden kann. Jetzt ist wahrscheinlich gerade wieder ein gruseliges Bild in Deinem Kopf entstanden. Du weißt, was zu tun ist: Einmal schütteln und die Vorstellung loslassen.

Also, was erwartet Dich wirklich? Keine Glatze, kein Vollbart und kein Brusthaartoupet, so gemein ist die Natur dann doch nicht. Es kann aber sein, dass Du auf dem Kopf etwas mehr „fusselst“ als vorher und/oder Deine Körperbehaarung ein bisschen kräftiger wird. Manche Frauen entwickeln eine stärkere Gesichtsbehaarung, die mitunter über der Oberlippe als leichter Bartschatten zu sehen ist. Es gibt aber auch viele Frauen, bei denen alles bleibt wie vorher.

„Vorher“ ist ein gutes Stichwort – wir sehen ja nicht alle gleich aus. Einige haben volle Mähnen, durch die kaum eine Bürste durchkommt, und andere von Natur aus eher dünneres Haar. Auch bei der Körperbehaarung unterscheiden wir uns stark. Bei manchen wachsen die Haare schon einen Tag nach der Beinrasur spürbar, bei anderen ist nach einer Woche noch nichts zu sehen und zu fühlen. Weder die Körper- noch die Kopfbehaarung haben viel mit den Hormonen zu tun, sondern vielmehr mit den Genen.

Sowohl bei Frauen als auch bei Männern gibt es starke Unterschiede. So mancher Mann hat bis ins hohe Alter volles Haar, ein anderer schon mit 30 eine Halbglatze, einige Männer haben fast schon ein richtiges Fell, während andere nur ein paar weiche Härchen am Körper haben. Genauso unterschiedlich ist es mit dem Bart – einige müssen sich mehrfach am Tag rasieren, bei anderen wächst nur ein leichter Flaum.

Dieser kleine Ausflug in die Männerwelt sagt uns: Behaarung ist mindestens ebenso individuell wie Figur und Gewicht, und sie ist keineswegs nur ein Frauenthema. So gesehen kann man nicht einmal sagen, dass die weibliche Behaarung durch die Wechseljahre möglicherweise „männlicher" wird, weil es gar keine typisch männliche Behaarung gibt.

Fakt ist aber, dass ein Teil der Frauen in der Postmenopause und nach den Wechseljahren mehr Haarausfall und eine stärkere Körperbehaarung entwickelt. Aber eben nur „mehr" und nicht „viel", und wie gesagt auch nur ein Teil der Frauen. Ob Du dazugehörst, merkst Du, wenn es soweit ist – fange aber bitte nicht an, argwöhnisch die Haare zu zählen, die sich täglich in Deiner Bürste befinden, oder unter Neonlicht Deine Körperbehaarung zu betrachten. Schenke diesen Dingen nicht noch zusätzliche Beachtung, sonst machst Du Dich nur unglücklich und setzt Dich unter Stress – und genau damit rufst Du dann vielleicht das hervor, was Du vermeiden willst, denn Stress ist in jedem Alter ein Hauptgrund für verstärkten Haarausfall und kann sogar zu steigender Körperbehaarung führen.

Also: Immer schön ruhig bleiben! Falls mehr Haare an Stellen wachsen, wo Du sie nicht haben möchtest, gibt es ja Rasierer, Epilierer und ähnliche Hilfsmittel, um dem Einhalt zu gebieten. Eine leicht verstärkte Gesichtsbehaarung verschwindet auch unter einem guten Make-up. Und sowieso: Was macht es schon, wenn Du ein paar mehr Haare am Körper oder im Gesicht hast? Viele Frauen haben das von Natur aus, außerdem ist das nur ein oberflächliches Merkmal. Dass wir alle glatt und glänzend aussehen müssen, wurde uns ohnehin nur durch Werbung und Medien eingetrichtert. Wie schon in Bezug auf unsere Figur sollten wir hier selbstbewusst auftreten und unseren eigenen Trend setzen.

Wenn auf dem Kopf vermehrt Haare ausgehen, ist das natürlich kein schönes Gefühl. Doch auch dies verändert nichts an Deinem Wert und ist eigentlich nur etwas Oberflächliches. Nichtsdestotrotz sorgen schöne Kopfhaare bei vielen Frauen und auch Männern für Wohlbefinden. Solltest Du (per Zufall, nicht per detektivischer Untersuchung) bemerken, dass Du über mehrere Monate hinweg mehr Haare als sonst verlierst, gibt es zum Glück Mittel, um Dir Dein volles, gesundes Haar zu erhalten. Neben der Reduktion von Stress ist insbesondere eine ausgewogene Ernährung entscheidend. Außerdem solltest Du Deinen Haaren nicht zu viel abverlangen. Föhnen, Frisieren, Färben etc. ist purer Stress für die Haare und führt auch vor den Wechseljahren schon zu einer teils erheblichen Schädigung der Haargesundheit. Akzeptiere lieber die natürliche Schönheit Deiner Haare, dann hast Du bestimmt noch lange Freude daran.

# Haut- & Schleimhautprobleme

Der Rückgang des Östrogens bewirkt auch, dass weniger Kollagen in der Haut gebildet wird. Dieses sorgt für Geschmeidigkeit, Elastizität und Feuchtigkeit in den oberen Hautschichten sowie dem darunter liegenden Bindegewebe. Die Hormone sind allerdings nicht allein daran schuld, da die Kollagenbildung im Laufe des Lebens ohnehin zurückgeht und sich auch die Hautzellen langsamer erneuern – so entsteht der sichtbare und spürbare Alterungsprozess der Haut. Es bilden sich Fältchen und Falten, die Haut spannt mehr als vorher, fühlt sich trockener an, wird schlaffer und neigt leichter zu Irritationen. Außerdem heilen Wunden langsamer und Narben bleiben sichtbarer.

Das alles hat wenig mit den Wechseljahren zu tun, sondern vielmehr mit dem voranschreitenden Alter. Genau genommen nicht einmal das – Dir ist bestimmt schon aufgefallen, dass es Menschen gibt, die mit 60 noch aussehen wie 40, und solche, die mit 45 schon aussehen wie 70. Wie muss man denn überhaupt in welchem Alter aussehen, fragt man sich da? Wer legt das fest? Die Idealvorstellungen mal wieder, und wieder werden an Frauen höhere Ansprüche gestellt als an Männer. Bei Männern sind Falten ein Zeichen der Reife, bei Frauen ein Makel. Aber auch für Männer hat sich inzwischen die Antifaltencreme-Branche durchgesetzt. Jugend ist „in", und wenn man sich dafür allerhand Behandlungen unterziehen muss, dann tut man das eben, um zu gefallen.

Aber wem eigentlich? Den anderen natürlich. Selbst in einem Alter, in dem man auf eine gewisse Lebenserfahrung zurückblickt, verhalten wir uns immer noch wie Teenies, die der Anerkennung anderer hinterherlaufen. Schluss damit! Du musst nicht aussehen wie irgendein Ideal oder irgendein anderer Mensch; und Du musst auch nicht den Ansprüchen anderer gerecht werden. Du musst einfach aussehen wie Du selbst, dann bist Du schön und jedes Fältchen von Dir ist es ebenso, weil es ein Teil von Dir ist. Wer das nicht sieht, hat es nicht verdient, dass Du Dich um seine Meinung kümmerst.

Natürlich bleibt es Dir unbenommen, jung aussehen zu wollen, wenn Du selbst darauf Wert legst. Für eine junge Ausstrahlung kommt es aber nicht so sehr auf die Haut an, sondern vielmehr auf Deine Einstellung, denn diese spiegelt sich in Deiner Körpersprache, Deinem Verhalten und Deinem Stil wider. Möchtest Du dennoch Falten und schlaffer Haut entgegenwirken, ernähre Dich gesund, treibe Sport, trinke viel Wasser oder Tee und halte Dich an der frischen Luft auf – in der prallen Sonne jedoch nur mit einer guten Sonnencreme, denn die UV-Strahlung fördert den Alterungsprozess. Mit solchen einfachen Mitteln kannst Du viel mehr bewirken als mit teuren Antifaltencremes, die seltsamerweise teils sogar noch mehr Falten zu verursachen scheinen.

Aber weg von den Falten und hin zu den etwas ernsteren Auswirkungen des Kollagenabbaus. Trockenheit, Juckreiz und Spannungsgefühle in der Haut sind keine optische Sache, sondern wirken sich auf Dein Wohlbefinden aus. Auch die Neigung zu Allergien kann durch die Schwächung der Haut steigen. Glücklicherweise gibt es auch hier einfache Gegenmittel – die gleichen aus dem vorigen Absatz.

Schwieriger ist es bei den Augen, der Nase und dem Mundinnenraum, die ja ebenfalls aus Haut bzw. Schleimhaut bestehen. Eine trockene Zunge, gereiztes Zahnfleisch, eine brennende, juckende Nase und gerötete, entzündete Augen sind wirklich nicht angenehm. Das alles kann auch auf Allergien zurückzuführen sein, die Du ohnehin schon hattest, oder auf vorübergehende äußere Einflüsse wie zum Beispiel Heizungsluft oder viel Arbeit am Computer. Hast Du dauerhaft diese Beschwerden und hattest sie bis vor dem Eintritt der Wechseljahre nicht, ist es wahrscheinlich, dass die Hormonumstellung dafür verantwortlich ist. Besprich es im Zweifelsfall mit einem Arzt bzw. einer Ärztin.

Besonders unangenehm ist eine trockene Haut, wenn sie im Bereich der Scheidenhaut auftritt. Ursächlich dafür ist, dass sich die Schleimhäute in diesem Bereich zurückbilden und die Schleimdrüsen des Gebärmutterhalses ihre Tätigkeit zurückfahren. Die Folgen können Juckreiz und Brennen im inneren und äußeren Bereich der Scheide sein, die durch feine Risse verursacht werden. Infolgedessen kann es zu mehr Ausfluss kommen, außerdem hast Du möglicherweise auch Schmerzen beim Geschlechtsverkehr und das Risiko für Verletzungen und Infektionskrankheiten der Geschlechtsorgane steigt.

Allerdings kann das alles schon vor den Wechseljahren auftreten bzw. muss im Klimakterium nicht unbedingt etwas mit der Hormonumstellung zu tun haben. So, wie Du auch äußerlich von Natur aus zu gereizter Haut neigen kannst, kann es sich auch in Deinem Inneren verhalten. Zudem können Tampons, Unverträglichkeiten gegen Präservative, eine Intimrasur und Ähnliches für eine Reizung

Deiner Scheidenhaut verantwortlich sein. Um dem Problem auf den Grund zu gehen, solltest Du gegebenenfalls mit Deinem Frauenarzt bzw. Deiner Frauenärztin sprechen und Dich untersuchen lassen. Eine gute Flüssigkeitsaufnahme sowie eine vitamin- und mineralstoffreiche Ernährung helfen auch hier bis zu einem gewissen Grad, zusätzlich sind aber unter Umständen Salben, Sitzbäder oder Arzneimittel nötig.

Möglicherweise betrifft Dich das alles nicht, denn die Wechseljahre verlaufen wie gesagt ganz individuell. Es gibt sogar Frauen, die vor dem Klimakterium zu starken Hautproblemen geneigt haben und nach der Menopause eine gesündere Haut besitzen. Vermutlich liegt dies daran, dass bei ihnen der Hormonumschwung einen Impuls zur Veränderung gegeben hat, so wie durch die Pubertät oder eine Schwangerschaft Allergien, Neurodermitis etc. verstärkt oder abgeschwächt werden können.

Zu bedenken ist auch, dass es verschiedene Hauttypen gibt – trockene Haut, fettige Haut, sensible Haut und „normale" Haut bzw. Mischhaut. Mit fettiger Haut oder Mischhaut ist die Wahrscheinlichkeit niedriger, dass der Hautalterungsprozess bei Dir relativ bald sicht- und spürbar wird; anders sieht es aus, wenn Du trockene Haut hast. Hattest Du bisher mit Hautunreinheiten zu kämpfen, verschwinden diese möglicherweise sogar. Was geschehen wird, weißt Du vorher nicht, also stresse Dich nicht damit. Denn auch bezüglich der Haut gilt: Stress ist Gift; eine positive Einstellung hält hingegen fit und gesund.

# Bindegewebsschwäche, Krampfadern & Cellulite

Wenn wir von der Haut sprechen, müssen wir noch weiter in die Tiefe gehen. Unter der Hautoberfläche befindet sich das Bindegewebe, das die Hautschichten von innen stützt. Doch es kann weit mehr als das und liegt nicht nur unter der Haut, sondern auch im Inneren des Körpers. Es hält die inneren Organe und die Adern da, wo sie hingehören, und auch die Fett- und Muskelzellen bindet sie an die vorgesehenen Orte.

Das Bindegewebe benötigt jedoch Kollagen, um sich zu regenerieren. Zudem wird es problematisch, wenn zu viel Zeit im Sitzen oder Stehen verbracht wird. Dann verliert es seine stützende Wirkung und der Mensch bekommt unter Umständen nicht nur Falten und Tränensäcke, sondern auch Krampfadern, Cellulite und „Winkearme" (= schlaffe Oberarme), sogar die Organe können absacken. Letzteres ist zwar möglich, aber ein extremer Fall, also grusele Dich nicht zu sehr.

Absackende Organe sind das eine – aber sind die anderen Folgen nicht schon schlimm genug, fragst Du Dich jetzt bestimmt. So schlimm ist es eigentlich nicht, da es in erster Linie wieder nur um die Optik geht, aber ich verstehe Dich gut. Mit Krampfadern oder Cellulite eine kurze Hose zu tragen oder sich am Strand im Bikini zu zeigen, ist kein schönes Gefühl. Es könnte uns egal sein, wenn unsere Gesellschaft toleranter und weniger perfektionistisch wäre, aber das ist sie leider nicht, deshalb müssen wir uns damit arrangieren, wenn wir blöd angeguckt werden.

Trotzdem solltest Du Dich nicht verstecken. Du hast das gleiche Recht wie jede(r) andere, Dich so zu zeigen, wie Du bist, und es besteht überhaupt kein Grund für Schamgefühle. Cellulite und Krampfadern sind sogar etwas ganz Normales, mit dem der Großteil der Frauen über 20 mehr oder weniger zu kämpfen hat. Männer können ebenfalls eine Bindegewebsschwäche haben, jedoch ist die Wahrscheinlichkeit geringer, da ihr Gewebe eine andere Struktur besitzt.

Verantwortlich für ein schwaches Bindegewebe ist zum einen die Genetik und zum anderen unser Lebens- und Arbeitsstil, bei dem wir mehr sitzen oder stehen, als von der Natur für uns vorgesehen ist. Denn das Bindegewebe braucht die Aktivität der Muskeln, um seiner Funktion nachkommen zu können. Darüber hinaus braucht es das Kollagen, das in den Wechseljahren um rund 40 % abgebaut wird. Daher entwickelst Du möglicherweise eine Bindegewebsschwäche, obwohl Du vorher kaum Probleme in der Hinsicht hattest, oder Deine ohnehin vorhandenen Schwierigkeiten verstärken sich erheblich.

Cellulite entsteht, indem sich Fettzellen durch das Bindegewebe in die Haut drücken. Zur Entwicklung von Krampfadern kommt es, wenn sich das Blut in den Venen staut und sich die Adern ins Gewebe weiten. Die „kleinen Schwestern" der Krampfadern sind Besenreiser, die Du meist an rötlich-blauen, feinen Verästlungen unter der Haut erkennst. Hier handelt es sich um einen Stau in kleinen Blutgefäßen, nicht in den Adern selbst. Besenreiser und Cellulite sind gesundheitlich unbedenklich, während Krampfadern in schwereren Fällen Durchblutungsstörungen auslösen können und das Risiko einer Thrombose bergen.

Du kannst all dem vorbeugen und entgegenwirken, indem Du Dich viel bewegst, gesund ernährst und Stress vermeidest – Du siehst schon, das sind anscheinend die drei Zaubermittel gegen (fast) alle Beschwerden. Gegen eine Bindegewebsschwäche helfen unter anderem auch Wechselduschen, Massagen und eine ausreichende Flüssigkeitsaufnahme.

Verzichten solltest Du hingegen auf Nikotin, Alkohol, größere Mengen Zucker, Sonnenbaden ohne UV-Schutz sowie eine zu salzige Ernährung. Außerdem solltest Du langes Sitzen oder Stehen vermeiden bzw. dabei zumindest immer mal wieder die Position der Beine ändern. Schlage zudem nicht die Beine übereinander, kreuze nicht die Füße und setzte Dich im Allgemeinen nicht so hin, dass etwas abgeklemmt wird. Trage bequeme Hosen, Socken und Schuhe, um Stauungen zu verhindern. Auch auf High-Heels solltest Du verzichten, da sie möglicherweise Krampfadern fördern.

Zudem solltest Du Muskelgewebe aufbauen und Fettgewebe abbauen, denn Muskeln stützen das Bindegewebe, während Fettzellen sich in Form von Dellen hindurchdrücken. Zum Aufbau von Kollagen ist die Einnahme von Silizium bzw. Kieselerde hilfreich. Äußerlich kannst Du für eine straffere Haut zusätzlich Cremes oder Lotionen einsetzen, aber versprich Dir davon nicht zu viel, denn sie wirken nur oberflächlich in der Haut und nicht im Bindegewebe. Mit einer positiven Einstellung, Sport und innerlicher Unterstützung durch die Nahrung kannst Du es aber ganz sicher wieder stärken.

# Libidoverlust

Die „schönste Nebensache der Welt" wird auf einmal zu einer Hauptsache, wenn der Körper sie anscheinend als Nichtigkeit betrachtet. Sex ist nicht mehr notwendig, wenn Du keine Kinder mehr bekommen kannst, denkt sich Dein Körper, und so fehlt Dir im Laufe der Wechseljahre zunehmend die Lust dazu. Eigentlich ist dieses Thema überflüssig, denn im Grunde ist Geschlechtsverkehr – biologisch betrachtet – ja wirklich nur ein Mittel zum Zweck. Aber er gehört nun einmal zu einer Partnerschaft dazu und wird von beiden Seiten als Zeichen der Zärtlichkeit und Zuneigung gesehen.

Wenn Du nun weniger Lust auf Sex hast oder ihn nicht genießen kannst, versteht Dein Partner es vielleicht falsch und denkt, dass Du ihn nicht mehr liebst. Das ist wieder typisch Mann, denkst Du jetzt womöglich, und da stimme ich Dir zu, aber darum soll es jetzt nicht gehen. Männer, jedenfalls viele von ihnen, neigen nun einmal zu dieser Fehlinterpretation des Geschlechtsaktes und messen ihm eine andere Bedeutung bei. Daran werden wir wohl leider nichts ändern können. Bei meinem Mann habe ich Glück, denn er ist in dieser Hinsicht ziemlich einsichtig. Allerdings bemerkte ich bei mir auch keinen großen Unterschied zu früher, da ich dem Sex noch nie einen allzu hohen Stellenwert beigemessen habe.

Nicht nur Missverständnisse mit Deinem Partner können eine potenzielle Belastung für Dich darstellen, vielleicht macht es Dir auch zu schaffen, dass Du Dich nicht mehr so zu ihm hingezogen fühlst und nicht mehr so intensive Erregung beim Sex verspürst. Es kann sein, dass Du deshalb an Deiner Liebe zu Deinem Partner zweifelst oder Du befürchtest, dass er Dich deswegen verlassen könnte. In beiden Fällen solltest Du Dir das Folgende bitte ganz genau durchlesen und es Dir merken: Liebe und Sex sind nicht dasselbe.

Sex ist ein körperliches Bedürfnis, Liebe eine Emotion, die vom Herzen kommt. Trifft beides zusammen, ist das wunderschön – das gilt jedoch auch für Liebe allein. Sie bildet eine unsichtbare Verbindung zwischen zwei Menschen, schweißt sie enger zusammen, als jede Berührung es könnte, und schenkt das wohlig-warme Gefühl von Geborgenheit und Vertrauen. Sex ist außerdem vergänglich, Liebe hingegen dauert an. Vielleicht nicht für immer, aber doch deutlich länger als die Zeit vom Vorspiel bis zum Orgasmus. Sollte man(n) also die Liebe wegen Sex wegwerfen? Meine Antwort ist ein klares Nein. Natürlich darfst Du für Dich eine eigene Antwort finden, denn jeder Mensch hat zu diesem Thema eine individuelle Meinung.

Wie gehst Du nun aber am besten mit dem Libidoverlust in den Wechseljahren um? Du solltest Deinem Partner erklären, dass Deine Unlust nichts mit ihm zu tun hat, sondern auf die Wechseljahre zurückzuführen ist. Zum einen liegt es an der hormonellen Umstellung, zum anderen können Dir auch die anderen Beschwerden die Freude am Sex nehmen. Mach Dir deswegen bitte keine Vorwürfe und lass Dir von ihm auch keine machen! Es ist nicht Deine Schuld, sondern die Schuld der Biologie, dass die Wechseljahre dafür sorgen, dass der Geschlechtsverkehr nicht mehr so wichtig ist. Das heißt nicht, dass Du gar keine Lust mehr hast oder gar nichts mehr dabei empfindest, nur eben weniger. Aber wenn zwei sich wirklich lieben, dann reicht es ihnen auch, einfach „nur“ zu kuscheln – das geht immer, auch ohne Sexualhormone.

# Schlafstörungen & Konzentrationsprobleme

Wer hätte gedacht, dass weibliche Hormone sogar das Gehirn beeinflussen? Tatsächlich scheint so, als ob der Rückgang des Östrogens sich auf einige Hirnregionen auswirken könnte. 60 % der Frauen in den Wechseljahren haben mitunter Schwierigkeiten, sich Dinge zu merken oder sich zu konzentrieren. Diese Symptome ähneln einer beginnenden Demenz bzw. Alzheimer-Erkrankung, doch heißen Vergesslichkeit und Konzentrationsprobleme in den Wechseljahren nicht, dass Du eine dementielle Erkrankung hast.

Teile der Wissenschaft vermuten zwar, dass Östrogenmangel zur Begünstigung einer späteren Demenz führen kann, aber diese Vermutung ist weit davon entfernt, bestätigt zu werden. Die Medizin ist voller Vermutungen, die uns Angst einflößen (sollen?), sodass wir uns diversen Untersuchungen unterziehen und uns mit Medikamenten vollpumpen. Vielleicht hast Du in den Wechseljahren Konzentrations- oder Gedächtnisprobleme. Vielleicht liegt das am mangelnden Östrogen. Vielleicht bekommst Du in höherem Alter Demenz, wenn Du jetzt Konzentrations- oder Gedächtnisprobleme hast. Vielleicht, vielleicht aber auch nicht.

Niemand weiß, was passiert. Und was bringt es, darüber zu mutmaßen? Es sorgt nur dafür, dass Du Dir Sorgen machst und dadurch Dein Leben verpasst. Lebe jetzt und ängstige Dich nicht über etwas, was in den Sternen steht. Sicher ist, dass Stress und negative Gedanken sich nachteilig auf nahezu alles im Körper und unsere Psyche auswirken – auch auf das Gedächtnis und die Konzentration. Grübelst Du also darüber, warum Du so vergesslich bist, kannst Du Dich umso schlechter konzentrieren. Wenn Du etwas vergisst oder Dich leicht ablenken lässt, dann ist das eben so. Es ist kein Grund, um Dir Sorgen zu machen.

Trotzdem sind eine verringerte Merk- und Konzentrationsfähigkeit natürlich nicht angenehm und können Deinen beruflichen und privaten Alltag belasten. Es gibt aber Wege, um das zu verhindern, zum Beispiel mithilfe von Achtsamkeit. Diese Methode möchte ich Dir im Kapitel „Stärkung für die Psyche" ausführlich vorstellen. Zudem ist Gehirnjogging hilfreich, und auch mit Deiner Ernährung kannst Du Dein Gehirn unterstützen. Um sich zu konzentrieren, benötigt es unter anderem B-Vitamine und Magnesium, die zum Beispiel in Vollkorngetreide, Nüssen und Hülsenfrüchten enthalten sind. Insbesondere solltest Du aber Stress vermeiden, da er wie gesagt ein absoluter Konzentrationskiller ist. Kannst Du Dir Dinge schlecht merken, hilft außerdem eine ganz simple Methode gegen das Vergessen – schreibe sie Dir einfach auf. Das solltest Du allerdings nur bei Sachen tun, die wichtig sind, da Du Dein Gehirn ansonsten zur Faulheit erziehst.

Ein wertvolles Mittel gegen Konzentrations- und Merkfähigkeitsstörungen ist außerdem ausreichend Schlaf. Hier beißt sich der Hund jedoch selbst in den Schwanz, denn auch das Schlafen kann während der Wechseljahre Probleme bereiten. Vielleicht sind Dir Schlafstörungen schon aus früheren, schwierigen Lebensphasen vertraut: Sobald Du im Bett liegst, drehen sich die Gedanken, und wenn Du dann endlich eingeschlafen bist, wachst Du immer wieder auf oder hast Albträume. Das liegt nicht an

Hormonen, sondern an Deinen Sorgen. Das beste Mittel ist also wieder, den Kopf auszuschalten und einfach positiv im Hier und Jetzt zu leben. Hilfreich sind aber auch Bewegung, frische Luft, Meditation vor dem Zubettgehen und beruhigende Tees oder Raumdüfte.

Hormonell bedingt soll aber (möglicherweise) die Verkürzung der Tiefschlafphase sein, die nur noch 4 Stunden betragen soll. Betroffene Frauen berichten jedoch, dass sie oft nach ca. 4 Stunden Schlaf durch Schweißausbrüche geweckt werden und dann nicht wieder in den Schlaf zurückfinden. Woran erinnert Dich das? Genau: Hitzewallungen. Es ist also anzunehmen, dass sich die Tiefschlafphase nicht unmittelbar durch die abnehmenden Hormone verkürzt, sondern dass Hitzewallungen die Ursache für den schlechten Schlaf sind. Indem Du der fliegenden Hitze vorbeugst, so wie oben beschrieben, kannst Du also Deine Schlafqualität verbessern und somit auch Deine Konzentrations- und Merkfähigkeit fördern.

Du siehst, anders als uns teils Glauben gemacht wird, sind die Hormone nicht an allem schuld. Bei einem Drittel der Frauen macht sich der Hormonspiegel wie gesagt gar nicht bemerkbar, obwohl er genauso absinkt wie bei anderen; und bei denjenigen, die Beschwerden haben, bedingen sich die Symptome oft einfach gegenseitig. Am Gefühl ändert das zwar erst einmal nichts, aber es ist wichtig, das zu verstehen, damit Du erkennst, wie sehr Du selbst beeinflussen kannst, wie es Dir geht. Mit einer positiven Herangehensweise und den richtigen, sanften Methoden zur Linderung der Symptome sind die Wechseljahre nur eine Phase, in der Du eben etwas mehr auf Dich achtgeben musst, aber Dein Leben trotzdem genießen kannst.

# Stimmungsschwankungen & psychische Auswirkungen

Das Leben ist eine Achterbahnfahrt, und so verhält es sich auch mit der Gefühlswelt. Das ist an sich nichts Neues, jeder Mensch kennt das. Wir Frauen kennen es ein bisschen besser, da wir oftmals vor und während der Menstruation ein Stimmungstief durchlaufen, ohne dass ein äußerer Grund ersichtlich ist. Der Grund sind allein die Hormone. In den Wechseljahren versinken diese nun im Chaos, und das gilt bei einem Teil der Frauen auch für ihre Gefühle.

Aus heiterem Himmel wirst Du vielleicht traurig, genervt, ängstlich oder wütend und weder Du selbst noch Dein Umfeld versteht, was da gerade geschieht. Ein winziger Auslöser kann ausreichen, zum Beispiel dass ein Produkt im Supermarkt ausverkauft ist, das Essen anbrennt oder jemand auf der Straße Dich komisch anguckt. Das bedeutet nicht, dass Du auf einmal an einer Persönlichkeitsstörung leidest, sondern einfach nur, dass Deine Hormone mal wieder verrücktspielen.

Wie der Name „Stimmungsschwankungen" schon sagt, renkt sich Deine Gefühlswelt nach kurzer Zeit wieder ein. Das kann ein paar Stunden oder auch ein paar Tage dauern. Stimmungsschwankungen sind nichts Bedrohliches und weder eine psychische noch eine körperliche Krankheit. Wenn Du Dir angewöhnst, sie einfach zu akzeptieren und Dich nicht um sie zu kümmern, sind sie nicht weiter schlimm.

Es gibt jedoch zwei Faktoren, die sich negativ auswirken können: Zum einen die Reaktionen Deiner Mitmenschen und zum anderen Deine eigene Besorgnis. Hast Du in Deiner Familie oder im Freundeskreis Personen, die Deine Stimmungsschwankungen nicht gelassen sehen können oder wollen und Dich dafür angreifen, Dich in einen Streit verwickeln oder Dir einreden, dass Du eine psychische Störung hast, musst Du sehr stark sein, um nicht über kurz oder lang in eine depressive Verstimmung oder Depression zu verfallen. In beiden Fällen bist Du dauerhaft (mehr als 14 Tage) niedergeschlagen. Doch während Du Dich bei einer depressiven Verstimmung immerhin noch zur Arbeit und zu alltäglichen Besorgungen aufraffen kannst, verkriechst Du Dich bei einer Depression nur noch zuhause.

Du kannst Dich so sehr hineinsteigern, dass aus einzelnen deprimierten Phasen eine dauerhafte depressive Verstimmung oder Depression wird, oder Du entwickelst eine Angststörung, weil Du Dich vor Deinem eigenen Verhalten fürchtest. Für beide Fälle ist das Risiko in den Wechseljahren ohnehin erhöht, wenn Du mittlere oder starke körperliche Symptome hast. Zudem verkraften einige Frauen die Vorstellung nicht, dass ihre fruchtbare Zeit nun vorbei ist, insbesondere wenn sie einen unerfüllten Kinderwunsch haben.

Ähnlich wie bei der Menstruation ist die Psyche im Allgemeinen labiler, sodass sich Stress oder eine Krise wie zum Beispiel eine Trennung schwerwiegender auswirken können. Alles zusammen ist dann einfach zu viel, um es zu verarbeiten.

Solltest Du bemerken, dass Du dauerhaft oder immer wieder niedergeschlagen, antriebslos oder nervös bist, suche bitte einen Psychotherapeuten bzw. eine Psychotherapeutin auf und erzähle ihm/ihr davon. Lass es am besten gar nicht erst so weit kommen, dass Du eine Depression oder eine andere psychische Erkrankung entwickelst, sondern stärke Deine Psyche rechtzeitig und dauerhaft. Werde gelassen gegenüber den Wechseljahren, Deinen Mitmenschen und dem Leben an sich. Das sagt sich so leicht, denkst Du jetzt wahrscheinlich, aber glaube mir, es ist wirklich nicht schwer. Wie das geht, zeige ich Dir im Kapitel „Stärkung für die Psyche".

Um negativen Stimmungen direkt entgegenzuwirken, solltest Du tief und ruhig atmen, gern mit geschlossenen Augen, und Dich bewusst entspannen. Wichtig ist auch hier, dass Du Dich nicht dafür schämst, sondern offen dazu stehst, dass Du gerade ein wechseljahresbedingtes Problem hast. Das erfordert natürlich, dass Du Dich selbst aufmerksam wahrnimmst, die Anzeichen erkennst und über Dein eigenes Verhalten reflektierst. Wenn Du Dich unruhig oder unzufrieden fühlst, frage Dich: „Warum fühle ich mich gerade so?" Und weiter: „Ist es angemessen, dass ich mich deswegen so fühle?" Indem Du Deinen Verstand die Situation bewerten lässt, nimmst Du Abstand von Deinen Gefühlen und gewinnst somit Kontrolle über sie, anstatt Dich von ihnen kontrollieren zu lassen.

Vergeht die negative Stimmung dadurch noch nicht, lenke Dich mit etwas Positivem ab. Werde aktiv und tu etwas, das Dir Spaß macht. Lass Dir beispielsweise einen Witz erzählen, treibe Sport, geh raus in die Natur und atme durch, höre Deine Lieblingsmusik und sing laut mit. Oder lächle einfach. Ja, Du hast richtig gelesen: Lächle.

Das ist kein Witz – wenn Du lächelst, denkt Dein Gehirn, dass Du glücklich bist. Es klingt paradox, aber die Wissenschaft fand heraus, dass das alleinige Verziehen der Mundwinkel zu einem Lächeln zur Ausschüttung von Glückshormonen führt. Es ist dann so, als ob Du Dich wirklich über etwas freuen würdest. Also, auch wenn es Dir albern vorkommt und Dich die Leute vielleicht komisch angucken: Mundwinkel hoch!

## Langzeitfolgen

Einige Auswirkungen der Hormonumstellung sind nicht von der Hand zu weisen. Auch sie müssen nicht eintreten, denn es sind weitere Faktoren erforderlich, die deren Wahrscheinlichkeit erhöhen, aber sie nicht gezwungenermaßen heraufbeschwören müssen.

Zu den möglichen Langzeitfolgen gehört zum einen Osteoporose, eine Erkrankung, bei der die Knochen instabiler werden und somit leichter brechen können. 30 % der Frauen sind in der Postmenopause davon betroffen, möglich ist aber auch ein späteres Auftreten. Östrogen ist am Auf- und Umbau der Knochen beteiligt, jedoch führt der Östrogenabbau allein nicht zu der Krankheit. Es kommt immer auf die familiäre Vererbung oder schädigende Faktoren wie zum Beispiel eine Cortison-Einnahme oder eine andere Vorerkrankung des Knochengerüsts an. Zudem spielt die Ernährung eine Rolle, da insbesondere Calcium für den Knochenaufbau wichtig ist.

Eine weitere mögliche Folge ist ein erhöhtes Risiko für Herzinfarkte und Schlaganfälle, vor denen Frauen im Regelfall bis zu den Wechseljahren geschützt sind. Auch hier besteht lediglich die Möglichkeit, und es müssen gegebenenfalls weitere Aspekte hinzukommen. Insbesondere sind hier Übergewicht, Bluthochdruck, ein erhöhter Bauchumfang, höhere Cholesterin- und Blutzuckerwerte zu nennen. Alldem kannst Du durch eine gesunde Ernährung und Sport entgegenwirken.

Östrogen ist allerdings auch am Schutz der Blutgefäße vor Ablagerungen beteiligt, sodass nach den Wechseljahren die Wahrscheinlichkeit für Arteriosklerose (Gefäßverkalkung) erhöht ist und es auch aus diesem Grund zu Durchblutungsstörungen, Herzinfarkten und Schlaganfällen kommen kann. Das heißt aber nur, dass es theoretisch möglich ist, also mach Dir auch darüber bitte keine Sorgen. Du kannst Deine Blutgefäße schützen, indem Du auf Deine Ernährung achtest, Dich viel bewegst und Stress vermeidest.

## Weibliche Hormone und ihre Effekte

Nun habe ich Dir viel darüber erzählt, was die Hormonumstellung im Körper alles auslösen kann. Damit Du die Zusammenhänge noch ein bisschen besser verstehst, möchte ich jetzt noch einmal kurz auf die Hormone und ihre Funktionen eingehen.

Unter den weiblichen Hormonen spielen zum einen das zuvor schon vielfach erwähnte Östrogen und zum anderen das Progesteron eine entscheidende Rolle. Progesteron wird auch „Gelbkörperhormon“ genannt und gehört zu den Gestagenen, von denen es noch weitere gibt, die aber hier nicht von Bedeutung sind und die auch bei

Männern in begrenztem Maße vorkommen. Beide Hormone werden überwiegend in den Eierstöcken produziert. In geringem Ausmaß erfolgt auch eine Herstellung in der Nebennierenrinde, im Fettgewebe und anderen Arten von Gewebe. Östrogen und Progesteron sind zwar Sexualhormone, aber erfüllen auch andere wichtige Funktionen im Körper.

**Östrogen ...**

- trägt zur Feuchtigkeitsversorgung der Haut bei;
- senkt durch Erweiterung der Blutgefäße den Blutdruck und insofern das Herzinfarktrisiko;
- hat eine stimmungsaufhellende Wirkung;
- wirkt ausgleichend zwischen dem „guten" HDL- und dem „schlechten" LDL-Cholesterin;
- trägt zur Regulierung des Blutzuckerspiegels bei;
- wirkt positiv auf die Lungenfunktion;
- hemmt den Knochenabbau und fördert den Knochenaufbau;
- fördert die Darmfunktion.

**Progesteron ...**

- reduziert die Durchblutung und Temperatur der Haut, sodass weniger Wärme abgestrahlt wird;
- hat eine beruhigende Wirkung;
- verbessert die Atemtiefe und -frequenz.

Du siehst, dass Östrogen einen größeren Beitrag zur Gesundheit und zum Wohlbefinden leistet als Progesteron, trotzdem haben beide wichtige Funktionen und bilden im Fruchtbarkeitszyklus ein unzertrennliches Team.

Während der fruchtbaren Jahre, also ab der Pubertät bis zu den Wechseljahren, findet bekanntermaßen monatlich der Eisprung statt. In der ersten Zyklushälfte, d. h. vor dem Eisprung, wird vermehrt Östrogen ausgeschüttet und in der zweiten Phase, also nach dem Eisprung, steigt die Produktion von Progesteron. Daher wird dieser Teil des Zyklus auch Gelbkörperphase genannt. Zeitgleich mit dem Eisprung beginnt die Gebärmutterschleimhaut, sich darauf vorzubereiten, dass sich eine befruchtete Eizelle einnistet. Geschieht das nicht, stößt die Gebärmutter die nicht benötigte Schleimhaut in Form der Monatsblutung ab und ein neuer Zyklus beginnt.

Dieser Vorgang kann, wie zuvor schon erwähnt, nicht unendlich erfolgen, denn die Anzahl der Eizellen ist begrenzt. Schon vor den Wechseljahren ist der Vorrat stark reduziert. Dies unterliegt der Kontrolle des Körpers, der insofern „weiß“, wann das Ende in Sicht ist. Einige Jahre vor den Wechseljahren beginnt er daher, seine Hormonproduktion zu verändern. Das ganze System möchte ich Dir nicht erklären, schließlich soll das hier kein Studienbuch für Biologie sein. Aber ein paar grundlegende Dinge sollen Dir helfen, die Menopause nachzuvollziehen.

Also: In der Prämenopause sinken Östrogen und Progesteron gleichmäßig. Da Dein Gehirn beobachtet, wie die Aktivität der Eierstöcke nachlässt, schüttet es zu Beginn der Perimenopause vermehrt ein anderes Hormon aus, um die Fruchtbarkeit zu erhalten. Dieses sogenannte follikelstimulierende Hormon fördert das Heranreifen von Eizellen im Eierstock. Dadurch steigt die Östrogenproduktion in dieser Phase an, während das Progesteron hingegen nicht in erhöhtem Maße angeregt wird. Das Progesteron sinkt in diesem Teil des Klimakteriums also stärker als das Östrogen. Dies begünstigt insbesondere eine verstärkte Blutung, die unter Umständen mit Unterleibsschmerzen, Vorblutungen, Wassereinlagerungen und Hitzewallungen einhergeht.

Das follikelstimulierende Hormon ändert jedoch nichts daran, dass der Vorrat an Eizellen weiter verbraucht wird und insofern auch die Aktivität der Eierstöcke immer weiter sinkt. Sind alle Eizellen aufgebraucht, tritt die Menopause ein. Dadurch wird die Produktion von Östrogen und Progesteron jedoch nicht sofort gestoppt. Stattdessen sinkt sie in der Postmenopause bezüglich beider Hormone nun wieder parallel, bis sie in den Eierstöcken eingestellt wird.

In der Nebennierenrinde und den Geweben erfolgt zwar weiterhin eine Herstellung der weiblichen Hormone, sodass sie auch nach den Wechseljahren noch im Körper vorhanden sind, allerdings in weit geringerem Ausmaß als vorher. Da der weibliche Körper jedoch auch das männliche Sexualhormon Testosteron besitzt und dessen Ausschüttung nicht verringert wird, entsteht ein Mangel an weiblichen Hormonen gegenüber dem männlichen Hormon. Dies kann – aber muss nicht – zur Folge haben, dass sich der Haarwuchs und die Figur leicht verändern. Mit dem Abschluss der Postmenopause stellt sich ein neues, stabiles Hormongleichgewicht ein.

Östrogenmangelsymptome wie zum Beispiel eine Verringerung der Knochendichte oder der Elastizität der Haut können in leichter, meist nicht merklicher Form schon ab der Prämenopause auftreten, da das Hormon in zunehmend geringerem Maß zur Verfügung steht. Die Wahrscheinlichkeit steigt mit der Zeit bzw. mit zunehmendem

Rückgang der Produktion, insbesondere in der Postmenopause. Auch darüber hinaus können sie bestehen bleiben, denn sie hängen mit dem Mangel des Hormons an sich zusammen. Andere Symptome wie beispielsweise Hitzewallungen oder Stimmungsschwankungen resultieren lediglich aus dem Ungleichgewicht und der Umstellung der Hormone während der Wechseljahre, sodass sie vergehen, selbst wenn Du nichts gegen sie unternimmst.

## Jetzt aber keine Panik!

Wahrscheinlich fühlst Du Dich nicht besonders wohl, nachdem Du gelesen hast, was die Wechseljahre alles für Dich bereithalten können. Das Ganze hört sich aber schlimmer an, als es letzten Endes ist. Es ist zwar möglich, dass Du diese Symptome bekommst, aber es ist ebenso möglich, dass sie nur in leichter Form, ganz kurz oder gar nicht auftreten. Dass Du alle aufgelisteten Beschwerden haben wirst, ist mehr als unwahrscheinlich. Und selbst wenn – es gibt Mittel und Wege, mit der Veränderung umzugehen und die Symptome zu lindern. Dazu kommen wir jetzt.

# Hilfe & Selbsthilfe gegen Wechseljahresbeschwerden

## Homöopathische Medikamente

Sicher hast Du schon mal etwas von Homöopathie gehört. Es handelt sich dabei um eine Form der alternativen Medizin, die mit einer besonderen Art von Arzneimitteln arbeitet. Pflanzliche, mineralische und selten auch tierische Substanzen werden in einem speziellen Verfahren aufbereitet, um daraus Globuli (kleine, weiße Kügelchen) oder Tropfen herzustellen. Der Vorgang nennt sich Potenzieren und besteht darin, die Substanzen stark zu verdünnen. Es gibt unterschiedliche Potenzen, die immer mit einem „C“ oder „D“ angegeben werden. „C“-Potenzen sind stärker verdünnt. Zur Selbsttherapie wird oft D6 oder D12 eingesetzt. Je höher die Potenz ist, desto stärker wirkt es und daher sollten höhere Potenzen nur in enger ärztlicher Absprache verwendet werden.

Die meisten (aber nicht alle) der Substanzen lösen in ihrer unverdünnten Form genau die Beschwerden aus, gegen die das Medikament am Ende wirken soll. Durch das Potenzieren vergeht die schädliche Wirkung, doch der Körper und der Geist werden dazu angeregt, sich selbst zu heilen. **Im Unterschied zur Schulmedizin besteht Homöopathie also nicht darin, ein Symptom direkt zu beseitigen, sondern Dich selbst zu befähigen, es zu besiegen. Die Medikamente sind also lediglich ein Anreiz für Deine Selbstheilungskräfte**. Sie arbeiten mit Dir zusammen, anstatt ohne Dein Zutun und allein gegen die Symptome zu kämpfen. Im Gegensatz zur Schulmedizin stärkt Dich Homöopathie somit von innen heraus, da Deine Selbstheilungskräfte „üben" dürfen, anstatt nur zuzugucken.

Ein weiterer Vorteil ist, dass es sich um ein sanftes Verfahren auf natürlicher Basis handelt, das im Einklang mit dem Körper ist. Daher haben homöopathische Medikamente grundsätzlich keine Nebenwirkungen, während man sich beim Lesen einer Packungsbeilage eines chemischen Arzneimittels der Schulmedizin oft fragt, was schlimmer ist – die Beschwerden, die man hat, oder die, die man durch Einnahme des Medikaments bekommen kann. Natürlich kann es aber auch bei homöopathischen Mitteln zu Unverträglichkeiten kommen, wenn Du zum Beispiel gegen einen Inhaltsstoff allergisch bist.

Verfechter der Schulmedizin behaupten, dass die Wirksamkeit von Homöopathie nicht ausreichend bewiesen sei, jedoch gibt es inzwischen viele Ärztinnen und Ärzte, die Homöopathie anwenden, und viele zufriedene Patientinnen und Patienten, die dank dieser Arzneimittel ihre Beschwerden überwunden haben. Jeder Mensch muss aber selbstverständlich für sich entscheiden, welcher Medizin er vertraut.

Homöopathische Medikamente bei Wechseljahresbeschwerden gibt es als Kombi-Präparate in Tabletten- oder Tropfenform. Du kannst aber auch mit Globuli oder Tropfen, die jeweils nur einen Wirkstoff enthalten, gezielt gegen bestimmte Beschwerden vorgehen. Wie Du im weiteren Verlauf sehen wirst, hat ein Wirkstoff meist sogar verschiedene Wirkungen, sodass Du möglicherweise mit einem Medikament mehrere Deiner Beschwerden angehen kannst.

Unterschiedliche Globuli oder Tropfen darfst Du allerdings nicht direkt in Kombination einnehmen, sondern immer nur einen Wirkstoff zur selben Zeit. Möglich ist aber, zu unterschiedlichen Zeitpunkten am Tag verschiedene Arzneimittel zu nehmen, insgesamt jedoch besser nicht mehr als 2. Probierst Du ein neues Mittel aus, nimm ein paar Tage lang möglichst nur dieses eine, um erstens zu sehen, ob es anschlägt, und zweitens eine etwaige Unverträglichkeit zu bemerken. Beachte, dass eine sogenannte Erstverschlimmerung möglich ist, d. h. die Symptome, die Du eigentlich loswerden willst, verstärken sich erst einmal. In diesem Fall solltest Du Rücksprache mit Deinem Arzt bzw. Deiner Ärztin halten.

Anders als Du es vielleicht von Arzneimitteln der Schulmedizin kennst, werden homöopathische nicht geschluckt, sondern Du legst oder träufelst sie Dir unter die Zunge und lässt sie dort zergehen. Allgemein wird empfohlen, 3-mal täglich 5 Globuli oder Tropfen einzunehmen, um die Beschwerden längerfristig zu behandeln. Auch eine Einnahme im akuten Fall ist möglich. Dann sollte mindestens eine Stunde Abstand zwischen den einzelnen Dosierungen liegen.

Informiere Dich jedoch bitte in der Apotheke, anhand der Beipackzettel sowie bei Deinem Arzt bzw. Deiner Ärztin, welche Abstände und Dosierungen für Dich ratsam sind und welche möglichen Unverträglichkeiten sowie Wechselwirkungen auftreten können. Besprich die Einnahme von Medikamenten generell immer zuvor mit Deinem Arzt bzw. Deiner Ärztin. Von einer medikamentösen Therapie in Eigenregie ist grundsätzlich abzuraten.

Im Folgenden möchte ich Dir einige homöopathische Wirkstoffe vorstellen, die bei Beschwerden in den Wechseljahren helfen können. Nicht alle von ihnen werden ausdrücklich für das Klimakterium empfohlen, doch da sich eine Behandlung mit homöopathischen Medikamenten auf bestimmte Symptome bezieht, kannst Du jedes einsetzen, das Deine Art von Beschwerden lindert. Dies ist von Vorteil, da oft Unsicherheit besteht, ob die Symptome wirklich von den Wechseljahren oder von etwas anderem kommen. Dem Medikament ist die Ursache egal, es wirkt trotzdem. Hier nun eine kleine Auflistung der homöopathischen Helfer:

- *Sepia* kann bei Hitzewallungen, Gewichtszunahme, Stimmungsschwankungen, Krampfadern, Hautekzemen, Senkungsbeschwerden der Beckenorgane, Blasenschwäche, Menstruationsbeschwerden und Kopfschmerzen helfen.
- *Cimicifuga* wird bei Stimmungsschwankungen, Zyklusschmerzen, Kopfschmerzen sowie Hitzewallungen mit Kreislaufproblemen und Schweißausbrüchen eingesetzt.
- *Lachesis* wird gegen Hitzewallungen verwendet, insbesondere wenn durch sie ein Engegefühl in der Brust oder Atemprobleme auftreten. Es hilft auch bei

nächtlichem Aufwachen sowie bei starken Stimmungsschwankungen, Kopfschmerzen, Schwindel, Steifheit und Menstruationsbeschwerden.

- *Pulsatilla pratensis* hilft beim Einschlafen, bei Zyklusbeschwerden, akuten Gelenkschmerzen, Augenentzündungen, Krampfadern, Genitalschmerzen, Stimmungsschwankungen, Kopfschmerzen, Blasenentzündungen und Blasenschwäche.
- *Lilium tigrinum* kann gegen unruhigen Schlaf, Menstruationsstörungen, Stimmungsschwankungen, Kopfschmerzen, brennende Augen, Herzrasen, Herzdruck und Blasenschwäche eingenommen werden.
- *Rhus toxicodendron* wirkt gegen Gelenk- und Muskelschmerzen, Morgensteifigkeit, rheumatische Beschwerden, Arthrose, Hautirritationen, Kopfschmerzen, innere Unruhe und Abgeschlagenheit.
- *Sanguinaria* wird bei Hitzewallungen, Migräne, Gesichtsrötungen, trockenen und gereizten Nasenschleimhäuten sowie Brustbeklemmungen eingesetzt.
- *Sulfur* wird bei nächtlichen Hitzewallungen, Hautreizungen und -ausschlägen, Haarausfall, Bindehautentzündung, Gelenkentzündungen und innerer Unruhe empfohlen.
- *Lycopodium* wirkt gegen einen aufgeblähten Bauch und regt die Verdauung sowie den Stoffwechsel an, sodass es bei Gewichtszunahme eingesetzt werden kann. Außerdem kann es bei Trockenheit der Scheide, zu spät einsetzender und zu heftiger Menstruation, trockenem Mund, Schwindel, Kopfschmerzen, Haarausfall und Stimmungsschwankungen zur Anwendung kommen.
- *Calcium carbonicum* bremst den Heißhunger auf „süße Versuchungen" und hilft insofern dabei, das

Gewicht zu regulieren. Außerdem wird es bei einer Vielzahl weiterer Symptome wie zum Beispiel Ängstlichkeit, depressiven Verstimmungen, Vergesslichkeit, Schwindel, Kopfschmerzen, Augenentzündungen, Herzklopfen, Brustbeklemmungen, Blasenschwäche, Blasenentzündungen, Menstruationsbeschwerden, Jucken und Brennen der Scheide, Rückenschmerzen, Nackensteifigkeit, Wundheilungsstörungen, Hautausschlägen und Schlafstörungen eingesetzt.

- *Euphrasia* kommt bei Augenreizungen, Bindehautentzündung sowie allergischen Reaktionen der Augen und der Atemwege zum Einsatz.
- *Natrium chloratum* zeigt sich in vielerlei Hinsicht wirksam, zum Beispiel bei Blasenschwäche, Scheidentrockenheit, Schmerzen beim Geschlechtsverkehr, Hautirritationen, Einschlafproblemen und depressiven Verstimmungen.
- *Hamamelis* entfaltet ihre Wirkung zum Beispiel bei starken Regelblutungen mit Schmerzen, Zwischenblutungen, Krampfadern, schlechter Wundheilung und Hautirritationen. Es gibt auch Salben und Tinkturen aus bzw. mit Hamamelis als Wirkstoff. Bei Krampfadern und Hautproblemen solltest Du die äußere Anwendung bevorzugen.

## Pflanzliche Heilmittel

Ganz ohne pharmazeutisch aufbereitet zu werden, gibt es seit Jahrhunderten Heilkräuter, die Menschen bei den verschiedensten Beschwerden helfen können. Die Wirkung ist zwar umstritten und von der Schulmedizin wird die Pflanzenheilkunde teils regelrecht verteufelt – Stichwort Hexenverbrennung im Mittelalter (heute beschränkt man sich zum Glück auf Worte) –, es gibt jedoch viele Menschen, die darauf schwören, und bei Heilpraktikerinnen bzw. Heilpraktikern sowie manchen naturheilkundlichen Ärztinnen bzw. Ärzten zählt sie zu den gängigen Methoden. Auch in der Traditionellen Chinesischen Medizin, auf die ich gleich noch gesondert eingehe, hat die Kräuterheilkunde einen bedeutenden Stellenwert – und diese Form der Medizin ist in Asien immerhin seit Jahrtausenden anerkannt.

Im Rahmen der Frauenheilkunde gibt es einige Tees, Tinkturen und Präparate, die sich lindernd auf Wechseljahresbeschwerden auswirken können. Außerdem kannst Du wie bei der Homöopathie auch auf Mittel zurückgreifen, die einfach „nur" gegen die Symptome wirken, denn auch hier kommt es nicht darauf an, wodurch die Beschwerden ausgelöst werden.

Die Wirksamkeit scheint allerdings von Frau zu Frau unterschiedlich gut zu sein. Manchen ist die Pflanzenheilkunde eine echte Hilfe, bei anderen nützt sie gar nichts und bei einigen löst sie sogar Unverträglichkeiten aus. Dies ist auch der Hauptgrund für die Kritiker unserer Zeit, um pflanzliche Heilmittel schlechtzureden.

Alle Medikamente können Nebenwirkungen haben, die herkömmlichen wie die alternativen; und ein schulmedizinisches Arzneimittel kann ebenso wirkungslos bleiben. Du musst in dieser Hinsicht einfach selbst entscheiden und ausprobieren, natürlich unter ärztlicher Absprache. Aus meiner Sicht und auch aus der vieler Mediziner:innen sind die Wechseljahre jedenfalls kein Grund für die „chemische Keule". Sie sind etwas ganz Natürliches und genauso natürlich sollten sie, meiner Meinung nach, behandelt werden, wenn sie denn überhaupt behandelt werden müssen.

Es gibt pflanzliche Heilmittel für das Klimakterium, die in Tablettenform vorliegen. Hierbei unterscheidet man zwischen Monopräparaten, das heißt, Mitteln die nur einen Wirkstoff enthalten, und Kombiprodukten. Die Wirkung von Monopräparaten soll laut Testergebnissen oft besser sein, aber Du musst es wie gesagt selbst ausprobieren. In beiden Fällen kaufe bitte nur zugelassene Arzneimittel in der Apotheke. Nahrungsergänzungsmittel sollen im Gegensatz zu diesen Produkten keine gute Wirkung haben.

Möglich ist auch, dass Du pflanzliche Heilmittel als Tees oder Tinkturen zu Dir nimmst bzw. sie gegebenenfalls äußerlich anwendest. Achte bezüglich der Dosierung bitte auf die Angaben auf der Packung und halte vor der Anwendung ärztliche Rücksprache. Zu beachten ist, dass pflanzliche Heilmittel bei der inneren Anwendung teilweise zu Unverträglichkeitserscheinungen wie Übelkeit oder Kopfschmerzen führen können. In diesem Fall musst Du das Mittel natürlich absetzen.

Die nachfolgend aufgelisteten Pflanzen werden regelmäßig zur Linderung von Wechseljahresbeschwerden eingesetzt. Einige von ihnen kennst Du schon aus der obigen Liste im Homöopathie-Kapitel.

- *Traubensilberkerze (Cimicifuga)* gilt allgemein als Heilmittel bei Beschwerden des Klimakteriums. Sie hilft insbesondere gegen Hitzewallungen, Schwindel, Kopfschmerzen und Schweißausbrüche. Außerdem hat sie eine stärkende Wirkung auf die Psyche, sodass sie gegen Stimmungsschwankungen hilfreich ist und allgemein dazu beiträgt, dass Du besser mit den Wechseljahren zurechtkommst. Als einziges pflanzliches Mittel wurde ihre Wirkung durch das Komitee Forschung Naturmedizin offiziell nachgewiesen.

- *Johanniskraut* wirkt gegen Stimmungsschwankungen und sogar gegen mittelschwere Depressionen.
- *Baldrian, Hopfen und Melisse* entfalten eine beruhigende Wirkung, sodass Du leichter einschlafen und besser durchschlafen kannst und somit erholter und ausgeglichener bist. Das ist eine wichtige Voraussetzung für das körperliche und psychische Wohlbefinden. Abgesehen von ihren positiven Auswirkungen auf den Schlaf, helfen die Pflanzen auch gegen Nervosität und innere Unruhe.
- *Salbei* wirkt bei innerer Anwendung schweißhemmend. Er hat darüber hinaus eine hautberuhigende, entzündungshemmende Wirkung, sodass Du Dir mit Salbeitee Umschläge oder Sitzbäder für wunde Hautstellen machen kannst. Sind Deine Schleimhäute im Mund trocken oder gereizt, kannst Du mit dem Tee auch spülen oder gurgeln. Ganz nebenbei wirkt er sich positiv auf die Verdauung aus.
- *Augentrost (Euphrasia)* hilft innerlich und äußerlich gegen Bindehautentzündung und Augenreizungen. Bei äußerlicher Anwendung solltest Du keinen Tee, sondern Tropfen verwenden.
- *Hamamelis* wirkt gegen Entzündungen, hilft bei der Wundheilung, stärkt das Bindegewebe und lindert Hautirritationen. Du kannst sie als Tee trinken oder Dir äußerlich Umschläge mithilfe von Tee oder Tinktur für die betroffenen Bereiche machen.

- *Hanf* wird in Form von Cannabidiol (CBD) medizinisch verwendet, ohne eine berauschende Wirkung zu zeigen. Das Präparat soll laut Studien wirksam gegen Schmerzen, Schlafstörungen und Stimmungsschwankungen sein. Zudem kann es positiv auf das allgemeine körperliche und seelische Wohlbefinden wirken.
- *Mönchspfeffer* kann bei Zyklusstörungen, insbesondere bei einer unregelmäßigen Menstruation, zu Linderung verhelfen.
- *Soja, Rotklee und sibirischer Rhabarber* sollen Hitzewallungen und Schweißausbrüche lindern. Sie sind wie eine Art pflanzliche Hormontherapie, da sie im Körper dafür sorgen, dass das noch vorhandene Östrogen besser genutzt wird. Jedoch sind sie umstritten, weil sie möglicherweise das Brustkrebsrisiko erhöhen. Studien haben dies bisher weder bestätigt noch widerlegt.

## Traditionelle Chinesische Medizin

So viel zu einzelnen Mitteln, die Dir helfen können. Jetzt kommen wir zu einer ganz anderen Art der Medizin, einem System, das sich von dem westlichen Medizinverständnis komplett unterscheidet. Seit über 2.000 Jahren existiert die Traditionelle Chinesische Medizin, die hierzulande auch unter TCM bekannt ist. Sie hat das Ziel, Menschen gesund zu erhalten, und nicht, wie die hiesige Medizin, lediglich Krankheiten oder Beschwerden zu heilen. Im alten China wurden die Ärzte (und Ärztinnen, falls es denn schon welche gab) nur bezahlt, wenn mit ihrer Hilfe die Patientinnen und Patienten gesund wurden oder blieben. Allein der Fokus ist also ein völlig anderer – es geht darum, den guten Zustand dauerhaft beizubehalten, und nicht, den aktuellen schlechten Zustand nur zu beseitigen.

Zudem wird Gesundheit ganz anders definiert. Gesund ist ein Mensch in der TCM, wenn sein Körper, sein Geist und seine Seele sich wohlfühlen und im Einklang miteinander sind. Die körperliche Verfassung wird nicht als etwas Gesondertes betrachtet, wie es in der westlichen (Schul-)Medizin der Fall ist, sondern stets im Zusammenspiel mit dem Geist und der Seele gesehen. Alles ist eine Einheit, und nur, wenn es allen Bestandteilen dieser Einheit gutgeht, kann es auch dem Körper gutgehen.

Der einzelne Mensch wird ebenso wenig gesondert betrachtet, sondern als Teil der Natur. Lebt er im Einklang mit der Natur, geht es ihm gut, anderenfalls kann er krank werden oder andere Probleme bekommen. Hier sieht man die starken philosophischen Einflüsse in der TCM.

Eine wichtige Basis ist der Taoismus, demzufolge die ganze Welt einem universellen Plan unterliegt, dem sogenannten Tao. Dieser Begriff wird vereinfacht mit „der Weg" übersetzt, hat aber eine darüberhinausgehende, mit westlichen Worten nicht greifbare Bedeutung. Es geht nicht um einen Weg mit einem Anfang und einem Ende, sondern um den ewigen Fluss des Universums. Der Mensch ist nur ein winziger Punkt im großen Ganzen, dessen Energie durch alle Lebewesen inklusive der Menschen und der Natur mit all ihren Bestandteilen fließt. Er muss daher dem „Weg" folgen, damit es ihm gutgeht, denn sonst würde er sich gegen seine eigene Natur wenden.

Das große Ganze hält allerdings nur zusammen, weil es Gegensätze gibt. Heiß und kalt, trocken und feucht, hell und dunkel, hart und weich, Tag und Nacht, Bewegung und Ruhe, Weiß und Schwarz, männlich und weiblich – das sind nur einige der vielen Gegensatzpaare, wie sie im Taoismus und in der TCM beschrieben werden. Dabei ist alles vollkommen wertfrei zu sehen. Von einem Gegensatzpaar sind beide Seiten gleich gut, denn sie erhalten sich gegenseitig. Jedoch müssen sie in ausgewogener Menge vorhanden sein.

Besteht ein Überschuss oder ein Mangel auf der einen oder anderen Seite, gerät das Ganze aus den Fugen. Im Menschen entstehen dann zum Beispiel körperliche oder psychische Beschwerden, in der Natur Dürren oder Unwetter, im gesellschaftlichen Bereich Krieg. Damit alles gut ist, muss alles im Gleichmaß existieren und miteinander in Harmonie sein. Das Symbol dafür ist der Kreis, in dem eine schwarze und eine weiße Hälfte ineinanderfließen und jeweils einen Punkt der anderen Farbe in sich tragen. Der weiße Anteil steht für das Yang, der schwarze für das Yin. Dies sind die beiden einander polar entgegengesetzten Energien, die durch alles Leben fließen.

Die Lebensenergie selbst nennt sich Qi (gesprochen „tschi"). Jeder Mensch hat diese Lebensenergie in sich, und so verfügt auch jeder über Yin und Yang. Wie alles auf der Welt müssen sie für Dein Wohlbefinden in einem ausgeglichenen Verhältnis stehen. Das Qi verläuft auf sogenannten Meridianen, d. h. Energieleitbahnen, durch den Körper.

Es gibt insgesamt 12 Meridiane, von denen 6 dem Yin und die anderen 6 dem Yang angehören und wiederum

Paare bilden. Sie sind verschiedenen Organkreisen zugeordnet, wobei das Verständnis des Begriffs „Organ" ein anderes als in der westlichen Medizin ist. Gemeint ist eine Funktionseinheit, die aus ganz unterschiedlichen (westlichen) Organen besteht, die sich gegenseitig beeinflussen.

| **Meridiane des Yin** | **Meridiane des Yang** |
|---|---|
| Leber | Gallenblase |
| Lunge | Dickdarm |
| Milz | Magen |
| Herz | Dünndarm |
| Niere | Blase |
| Perikard* | Dreifacher Erwärmer* |

*Diese Organkreise sind nicht mit einer westlichen Entsprechung zu erklären.

Blockaden in den Meridianen können jeweils eine Vielzahl von Beschwerden auslösen, die Du normalerweise nicht immer mit der Bezeichnung der Organe in Verbindung bringen würdest. In den Wechseljahren herrscht ziemliches Chaos in den Energieleitbahnen, sodass Blockaden in allen Organkreisen vorliegen können:

- Gelenkprobleme hängen zum Beispiel mit dem Leber-Meridian zusammen,
- Hitzewallungen mit dem Perikard,
- Harndrangstörungen und Konzentrationsschwäche mit dem Blasen-Meridian,
- Schlafstörungen mit dem Lungen-Meridian,

- Ängstlichkeit und Müdigkeit mit dem Magen-Meridian,
- Krampfadern und Erschöpfung mit dem Milz-Meridian.

Auf allen Meridianen liegen Energiepunkte, die wiederum kleineren Bereichen des jeweiligen Organkreises zugeordnet sind. Im Fall von körperlichen oder psychischen Beschwerden liegt eine Blockade der betreffenden Energiepunkte vor. Jedoch befinden sich die Punkte nicht notwendigerweise dort, wo die Beschwerden sitzen.

Ein TCM-Arzt bzw. eine TCM-Ärztin findet anhand eines ausführlichen Gesprächs sowie einer Begutachtung der Zunge, des Pulses und teils auch des Urins oder Stuhls heraus, wo bei Dir die Energieblockade sitzt. Zudem hilft die sogenannte Organ-Uhr, denn jeder Funktionskreis hat eine Zeit von 2 Stunden am Tag, zu der er am aktivsten ist, und eine 12 Stunden später liegende Zeit, in der seine Aktivität am geringsten ist. Wann Du bestimmte Beschwerden hast oder Dich allgemein nicht gut fühlst, sagt also etwas darüber aus, welcher Meridian gestört ist.

Es können auch mehrere Meridiane blockiert sein. Insbesondere beeinflussen sich die jeweiligen Paare, aber es kommt auch noch ein weiterer Aspekt ins Spiel: Die Lehre der 5 Elemente. Der Fluss des Lebens fließt nur dann ungehindert, wenn alle Elemente – Holz, Feuer, Erde, Metall, Wasser – einen geschlossenen Kreislauf bilden und in Harmonie zueinander stehen. Ein Element nährt immer das folgende, sodass sie voneinander abhängig sind. Am Ende geht es wieder von vorne los – Wasser nährt das Holz, sodass es wachsen kann.

Ein Übermaß oder ein Mangel eines Elements hat zur Folge, dass das nächste ebenfalls beeinträchtigt wird, und so können sich Störungen immer weiter ausbreiten. Den Elementen sind wiederum jeweils bestimmte Organkreise, aber auch einzelne Körperteile und -funktionen zugeordnet, sodass sich eine Elemente-Störung direkt auf den Körper auswirken kann.

| Körperfunktion | Sinnesorgan | Yin-/Yang-Organ | Klima | Lebensphase | |
|---|---|---|---|---|---|
| Sehen | Auge | Leber<br>Gallenblase | Wind | Geburt | **Holz** |
| Blutbahnen, Gefäße | Zunge | Herz<br>Dünndarm | Hitze | Wachstum, Pubertät | **Feuer** |
| Muskeln, Fett- und Bindegewebe | Mund | Milz<br>Magen | Feuchtigkeit | Wandlung | **Erde** |
| Haut, Körperhaare | Nase | Lunge<br>Dickdarm | Trockenheit | Ernte | **Metall** |
| Knochen, Zähne, Nerven | Ohr | Niere<br>Blase | Kälte | Abbau und Genuss der Ernte | **Wasser** |

Dies ist nur ein Ausschnitt aus der Liste, es gehören eigentlich noch mehr Kategorien dazu. An dieser kleinen Übersicht kannst Du manches direkt ablesen, anderes erschließt sich dem Laien hingegen nicht sofort. Klar ist: Du befindest Dich nach dem Elemente-Kreislauf jetzt in der Lebensphase der Wandlung und stehst am Übergang zur Zeit der Ernte – das ist doch etwas Positives. Du kannst jetzt die Früchte ernten und genießen, die Du in Deinem bisherigen Leben angebaut hast. Nun kommt es aber auch zum Übergang zwischen Feuchtigkeit und Trockenheit, was sich insbesondere anhand Deiner Haut bemerkbar macht. Beschwerden betreffen oftmals die Organkreise Milz, Magen, Lunge und/oder Dickdarm. Außerdem fällt Dir sicherlich auf, dass die Körperfunktionen, die den beiden Elementen zugeordnet sind, in dieser Phase teils zu Problemen neigen.

Neben den Wechseljahren können selbstverständlich weitere Faktoren im Leben dazukommen, die sich auf andere Elemente auswirken können. Unabhängig von der Lebensphase müssen alle Elemente im Gleichklang stehen. Bei der Behandlung wird dieses Gleichgewicht hergestellt, indem das zu schwache Element gestärkt wird, der gesamte Energiefluss angeregt wird und/oder Blockaden gezielt an den Punkten gelöst werden.

Zu den inzwischen auch in der westlichen Welt anerkannten Heilmethoden gehört die Akupunktur. Hierbei wird mithilfe von speziellen Nadeln auf die blockierten Meridianpunkte eingewirkt. Die Behandlung der Punkte kann aber auch durch Fingerdruck (Akupressur) erfolgen. Weniger bekannt ist, dass ein wichtiger Teil der TCM in Kräuterheilkunde besteht und Bewegung, Ernährung, Duftöle sowie Meditation eine große Rolle spielen.

Die Traditionelle Chinesische Medizin ist ein umfassendes Konzept und ein qualifizierter Arzt bzw. eine qualifizierte Ärztin wird mit Dir zusammen Deine individuelle Therapie aufstellen. Behandelt werden dabei niemals nur die Symptome, sondern es wird immer die Ursache gesucht und behoben. Denn wenn die Ursache bestehen bleibt, beginnen die Symptome (oder andere) schnell wieder von Neuem. Ein Problem, das oft im Kontext der westlichen Schuldmedizin auftritt. Zwar können Medikamente bestimmte Beschwerden teils schnell lindern, aber nach Absetzen der Arznei treten sie erneut auf oder verlagern sich in einen anderen Teil des Körpers.

Die TCM (sowie auch andere alternative Heilmethoden) versteht die Heilung als ganzheitlichen Prozess, was unter Umständen bedeutet, dass sie etwas länger dauert, aber dafür nachhaltig ist. Wie bei jeder Medizin gibt es auch hier keine Garantie dafür, dass Du Deine Beschwerden loswirst, aber ist im Gegensatz zur Schulmedizin ist die TCM zumindest eine sanfte Methode, die den Körper nicht mit Chemikalien oder anderen künstlichen Präparaten belastet.

**Doch was sagt die TCM nun eigentlich zum Thema Wechseljahre?**

In dieser Phase nimmt die Yin-Energie ab, während die Yang-Energie in der Regel gleichbleibt. Yin steht für das Weibliche, für Kälte, Ruhe, Feuchtigkeit und Nacht. Yang ist das Männliche, Hitze, Bewegung, Trockenheit und Tag. Durch den Yin-Mangel kommt es zu einem Überschuss der Yang-Energie, sodass das System ins Ungleichgewicht gerät. Entsprechend des Yang-Überschusses kommt es zu aufsteigender Hitze, Unruhe, trockener Haut und Schlafstörungen.

Wie die Abnahme der Hormone im westlichen Verständnis ist dies allein durch die biologische, aber auch seelische Umstellung in dieser Lebensphase bedingt, sodass Du diesen natürlichen Rückgang des Yin erst einmal nicht verhindern kannst. Du kannst jedoch durch Deine Lebensweise und gegebenenfalls zusätzliche Maßnahmen so auf Dein Energiesystem einwirken (lassen), dass alles wieder ins Lot kommt. Dazu gehört unter anderem, Dinge zu vermeiden, die das Yin zusätzlich schwächen, wie zum Beispiel Stress, Schlafmangel, Überarbeitung und die falsche Ernährung. Die „falsche" Ernährung ist sowohl eine grundsätzlich ungesunde als auch eine, die das Yang zusätzlich stärkt.

Das Yang darf allerdings auch nicht geschwächt werden, denn Du benötigst es ebenfalls für Deine Gesundheit. Mitunter liegt bei einigen Frauen mit Wechseljahresbeschwerden sogar gleichzeitig ein Yang-Mangel vor. Insbesondere Übergewicht bzw. starke Gewichtszunahme deutet darauf hin. Hier zeigt sich, dass es nicht nur um die Ausgewogenheit geht, sondern auch darum, dass beide Energien in ausreichendem Maß vorhanden sind.

Das System wäre zu komplex, um es hier ausführlich zu erklären, zudem sind die Faktoren bei jedem ganz individuell. Wenn Du Dich also dafür interessierst, Deine klimakterischen Symptome durch TCM behandeln zu lassen, suche Dir einen Arzt bzw. eine Ärztin mit entsprechender Qualifikation und lass Dich dort ausführlich beraten.

Grundsätzlich kannst Du Deine Energien jedoch durch einen gleichmäßigen Lebenswandel, ausreichend freie Zeit für Dich selbst, eine ausgewogene (nicht einseitige) Ernährung sowie Sport mit fließenden Bewegungen des ganzen Körpers in Einklang bringen. Zur TCM gehören Tai-Chi-Chuan und Qigong als Bewegungskonzepte.

Bei Tai-Chi handelt es sich eigentlich um eine Kampfkunst, die jedoch aufgrund ihrer fließenden Ausführung als Therapieform genutzt wird. Qigong beinhaltet eine Vielzahl verschiedener Übungsstile, von denen einige bewegter als das Tai-Chi und andere langsamer sind. Ihnen allen ist gemein, dass sie das Qi gleichmäßig zum Fließen bringen und somit Energieblockaden aller Art lösen können. Manchen Übungen sagt man nach, dass sie sogar den Alterungsprozess verlangsamen können.

Tai-Chi und Qigong werden von speziell ausgebildeten Meistern und Meisterinnen an eigenen Schulen oder in Physiotherapiezentren unterrichtet. Bestimmt gibt es unweit von Dir eine Möglichkeit, eine dieser Bewegungstherapien zu lernen. Teste den Unterricht am besten in einer Schnupperstunde und prüfe, ob Du Dich bei den Übungen gut fühlst.

## Ayurveda

In einem anderen Teil von Asien, in Indien, gibt es eine Form der Medizin, die ebenso alt ist wie die TCM. Wie letztere vertritt sie einen ganzheitlichen Ansatz und versucht den Menschen mit natürlichen Heilmitteln, Bewegung, Entspannung, Ernährung und geistiger Arbeit von innen heraus zu heilen. Übersetzt bedeutet Ayurveda „Wissen vom Leben".

Die Wechseljahre werden in der Traditionellen Indischen Medizin als Übergang zwischen zwei Phasen des Lebens gesehen: Du trittst von der aktiven Phase in einen Lebensabschnitt über, in dem Du loslässt und Dich auf das Wesentliche besinnst. Das heißt nicht, dass Du Dich zurückziehst und nichts mehr machst, sondern dass Du geistig abgeklärter wirst und Dein Leben ruhiger wird. Du kannst Dich jetzt mit Dir selbst beschäftigen und sinnvolle Dinge tun, anstatt Dich von Deinen Hormonen auf Trab halten zu lassen. Die Beschwerden, die in der Übergangszeit möglicherweise auftreten, werden im Ayurveda nicht einfach auf die Hormone geschoben, sondern wie in der TCM als Zeichen einer Störung des Gleichgewichts von Körper, Geist und Seele betrachtet.

Damit Du diese Medizinform besser verstehst, lass mich Dir kurz den zentralen Aspekt des Ayurveda erklären. Die Lehre basiert auf der Annahme, dass es 3 verschiedene menschliche Konstitutionstypen gibt – Vata, Pitta und Kapha. Diese sogenannten Doshas sind von Natur aus in jedem Menschen gleich angelegt, das heißt jeder hat bei seiner Geburt gleich viel Vata, Pitta und Kapha. Für das körperliche und seelische Wohlbefinden ist es notwendig, dass das Verhältnis ausgeglichen ist. Dies ähnelt der Lehre von Yin und Yang in der Traditionellen Chinesischen Medizin. Entsprechend kann auch zwischen den Doshas durch verschiedene Faktoren ein Ungleichgewicht ausgelöst werden, das dann zu Befindlichkeitsstörungen führt.

Körperliche und psychische Beschwerden werden immer einem Überschuss einzelner Doshas zugeordnet, so auch bezüglich der Wechseljahre:

- **Vata**: Schlafstörungen, trockene Haut und Schleimhäute, Stimmungsschwankungen, Nervosität, Energieverlust, Schwindel, Rückenschmerzen, Konzentrationsstörungen;
- **Pitta**: Hitzewallungen, Entzündungen, brennende Schmerzen, Hautirritationen, Reizbarkeit, Ungeduld, depressive Verstimmungen, starke und schmerzhafte Menstruation zu Beginn des Klimakteriums;
- **Kapha**: Gewichtszunahme, Wassereinlagerungen, dumpfe Schmerzen, Antriebslosigkeit, Müdigkeit, Trägheit, depressive Verstimmungen (hier besteht also keine eindeutige Zuordnung).

Ein auf Ayurveda spezialisierter Arzt bzw. eine spezialisierte Ärztin stellt mithilfe eines Gesprächs und der Zungen- und Pulsdiagnose zunächst fest, welche Grundkonstitution Du hast. Denn die Doshas sind keineswegs bei allen ausgewogen, sondern es steht meist eines im Vordergrund. Anschließend ermittelt er bzw. sie, in welchem Dosha bzw. welchen Doshas bei Dir gerade ein Überschuss besteht und Dein Wohlbefinden stört. Daraufhin wird ein auf Dich zugeschnittener Therapieplan festgelegt.

Anhand Deiner Symptome kannst Du bis zu einem gewissen Grad selbst erkennen, wo bei Dir die Störung vorliegt. Vata ist laut Ayurveda unabhängig von der Art der Beschwerden immer gestört, wenn bei einer Frau in den Wechseljahren Symptome auftreten, da es das Sinnbild für den Wandel zwischen den Lebensphasen ist.

Du solltest am besten immer einen Arzt bzw. eine Ärztin zurate ziehen, wenn Du Dich nicht gut fühlst. Nichtsdestotrotz ist es möglich, dass Du auch selbst für Dein inneres Gleichgewicht sorgst.

Hier ein paar Tipps dafür:

- Bei einem Vata-Überschuss hilft es, Dein Leben regelmäßiger und ruhiger zu gestalten. Iss zu bestimmten Zeiten, gehe immer zur selben Zeit ins Bett und stehe zur selben Zeit auf. Richte Deine Arbeit, Deine Freizeitaktivitäten, Deinen Sport etc. so ein, dass alles gleichbleibend ist. Für Entspannung und Wohlbefinden sorgen Wärme und Massagen, am besten mit einem warmen Massageöl. Wenn Du trockene Schleimhäute hast, an Schlafstörungen oder Nervosität leidest, solltest Du kaltes Essen wie zum Beispiel Eis, Joghurt und Salate vermeiden. Bereite Dir lieber warme Mahlzeiten zu und würze sie am besten mit Ingwer, Kümmel, Kardamom, Koriander, Vanille oder Zimt. Probiere auch mal zum Frühstück statt eines Brötchens einen warmen Haferbrei. Den sogenannten Porridge gibt es inzwischen in vielen leckeren Sorten zu kaufen. Eine negative Wirkung haben hingegen Kaffee, Schwarztee und Weißwein sowie alle Kohlarten.
- Liegt bei Dir ein Pitta-Überschuss vor, leidest Du wahrscheinlich an Hitzewallungen. Dass Du dabei auf Kaffee, Alkohol, Schwarztee und scharfe Gewürze verzichten solltest, erklärte ich Dir oben bereits – so sieht es auch das Ayurveda. Außerdem solltest Du laut der indischen Heilkunde rotes Gemüse, sehr saure und stark gesalzene Speisen, Süßigkeiten und rotes Fleisch vermeiden. Gut sind jedoch grünes Gemüse, süßes Obst, Nahrungsmittel mit vielen Bitterstoffen (zum Beispiel Chicorée oder Artischocken), Getreide (mit Ausnahme von Roggen) sowie Milchprodukte (außer

saurem Joghurt). Empfohlen werden zudem Fußmassagen mit geklärter Butter, weil sie Hitze ausleiten und harmonisierend auf den Körper wirken. Als reinigende Methoden kommen zum Beispiel Bäder mit Basenpulver oder ayurvedische Kräutermassagen zum Einsatz.
- Bei einem Überschuss an Kapha steht im Fokus, den Stoffwechsel wieder auf Trab zu bringen. Anregend wirken zum Beispiel Beeren, Hülsenfrüchte, Rohkost, Ingwer, Chili und Zimt. Außerdem wird zu warmen Getränken geraten, zum Beispiel auch zu warmem Wasser mit ein bisschen Ingwer (oder alternativ dazu Ingwertee). Besonders gut verträglich sind Gerste, Buchweizen und Hirse. Fettige und ölhaltige Gerichte, Milch, Milchprodukte und Süßigkeiten solltest Du vermeiden. Äußerlich werden reinigende Anwendungen wie beim Pitta empfohlen.

Für alle Typen gilt: Die richtige Ernährung und äußere Maßnahmen sind schön und gut, fehlt es Dir jedoch an Bewegung, hast Du nur die halbe Miete rein. Bewegung nimmt in der ayurvedischen Medizin einen wichtigen Stellenwert ein, denn sie wirkt stärkend auf die Knochen und kräftigend auf die Muskeln. Darüber hinaus verringert sie das Körperfett (wie wir alle wissen), wirkt regulierend auf die Verdauung, erhöht die Schlafqualität und verlangsamt den Alterungsprozess. Im Ayurveda werden diese positiven Effekte unter dem Begriff „Sthiratva" zusammengefasst, was so viel wie „Stabilität" bedeutet. Jeder sollte sich also regelmäßig und angemessen sportlich betätigen – dabei ist zu viel genauso problematisch wie zu wenig.

Für jedes Dosha gibt es wiederum unterschiedliche Empfehlungen:

- Um einen Überschuss an Vata zu reduzieren, sind leichte, langsame sportliche Betätigungen wie Walken, Radfahren oder Wandern am besten geeignet.
- Bei Pitta-Überschuss wird zum Beispiel Ballsport, Skifahren, Joggen, Klettern und Wassersport empfohlen.
- Bei einem Kapha-Überschuss solltest Du Dich mit Bergwandern, Rudern oder Langstreckenlauf herausfordern.

In jedem Fall denke daran, Dich speziell am Anfang nicht zu überfordern, denn Du musst erst Muskeln aufbauen und die nötige Kondition entwickeln. Lass es lieber langsam angehen, genieße den Sport und steigere Dich immer nur so weit, wie es sich für Dich gut anfühlt.

## Yoga

Ebenfalls schon einige tausend Jahre alt und aus Asien stammend ist das Yoga. Fast jeder kennt diese Form der Bewegungsübungen inzwischen, da Yoga bei uns seit ein paar Jahrzehnten zu einer Art Modeerscheinung geworden ist. Es werden allerdings oft nur die anspruchsvollen und bewegungsintensiven Formen ausgeübt. Daher hat Yoga auch den Ruf, dass man sich dabei schrecklich verrenken und seine eigenen Gliedmaßen sogar so sehr verknoten kann, dass man sich ohne Hilfe nicht wieder entwirren kann. Ausgeschlossen ist das nicht, aber doch sehr unwahrscheinlich, zumindest wenn Du es richtig machst.

Trotzdem möchte ich Dir nicht zu dieser Art des Yoga raten.

Es gibt jedoch noch viele andere Yoga-Stile, die sich auch durch langsame, leicht zu lernende Formen auszeichnen. Ein wenig gelenkig zu sein, kann in jedem Fall nicht schaden. Sollte es Dir noch an Gelenkigkeit mangeln, mach Dir kein Sorgen, denn durch regelmäßiges Training übst Du Dich darin. Wichtig ist, dass Du es vorsichtig angehst und Dir eine gute Lehrerin oder einen guten Lehrer suchst. Ohne professionelle Anleitung mit Yoga zu beginnen, ist nicht ratsam, denn es handelt sich um eine Bewegungstherapie, bei der Du ohne Vorkenntnisse einiges falsch machen kannst. Beschwerden werden dann womöglich verschlimmert anstatt gelindert. Das soll Dich aber nicht davon abhalten, Yoga auszuprobieren – nur eben mithilfe eines Profis.

Yoga ist sehr wertvoll für die Gesundheit und das nicht nur in den Wechseljahren. Es wirkt entspannend, baut Stress ab, steigert die allgemeine Fitness, stärkt die Muskulatur, verlangsamt den Alterungsprozess und bringt Körper, Geist und Seele in Einklang. Es geht nicht darum, einzelne Beschwerden zu lindern, sondern Dich insgesamt zu entspannen, zu stärken und Deinen Energiefluss anzuregen. Die Asanas, wie man Yoga-Übungen auch nennt, sind so konzipiert, dass sie körperliche und seelische Blockaden lösen, sodass in Dir Harmonie entsteht und somit Deine Gesundheit, Dein Wohlbefinden, aber auch Dein Selbstbewusstsein gestärkt werden. Unabhängig von den Wechseljahren oder klimakterischen Beschwerden ist Yoga also grundsätzlich zu empfehlen.

In Bezug auf die Wechseljahre besteht das Ziel nicht darin, die Veränderungsprozesse aufzuhalten, sondern Deinen Körper und Deine Psyche aufzubauen, damit sie damit zurechtkommen. Neben dem schonenden Aufbau der Muskulatur und dem Training der Geschmeidigkeit der Gelenke wird dies insbesondere dadurch erreicht, dass Yoga Dir zu einer gelassenen Einstellung verhilft. Du gewinnst eine andere Sicht auf Dich selbst und die Veränderung, erkennst das Positive darin und nimmst die neue Lebensphase an. Dies geschieht unabhängig von der Form des Yoga, die Du betreibst, denn alle Yoga-Stile zielen auf Gelassenheit, inneren Einklang und Lebensmut ab.

Für Frauen in den Wechseljahren wurde von der Brasilianerin Diana Rodrigues zusätzlich eine spezielle Form entwickelt, das Hormonyoga. Die Übungen stimulieren direkt die Eierstöcke, die Schilddrüse sowie andere Drüsen und Organe, die für die Erzeugung weiblicher Hormone zuständig sind. Dadurch können sie lindernd auf Wechseljahresbeschwerden wirken. Neben den Asanas, also den Körperstellungs-Übungen, sind Pranayama und eine aus Tibet stammende Form der Energielenkung in diesem Übungssystem enthalten. Bei Pranayama handelt es sich um spezielle Atemübungen. Sie kommen in allen Yoga-Stilen zum Einsatz, aber im Hormonyoga zielen sie wiederum auf die Hormonstimulierung ab.

Prana stammt aus dem Sanskrit und bezeichnet die Lebensenergie, die (ähnlich dem Qi in der TCM) durch den Körper fließt. Sie gliedert sich in 5 Ebenen – Kopfbereich, Brust, Oberbauch, Unterbauch und eine vom Herzen ausgehende Gesamtströmung. Ist der Energiefluss blockiert, kommt es zu Störungen körperlicher oder psychischer Art.

Jede Form des Yoga hat den Zweck, die Energie ungehindert zum Fließen zu bringen. Ob Du zum speziellen Hormonyoga oder zu einer anderen leichten Form wie zum Beispiel Hatha-Yoga oder Yin-Yoga greifen möchtest, bleibt Dir überlassen. Du kannst auch einfach verschiedene Stile ausprobieren und dann entscheiden, wobei Du Dich am wohlsten fühlst.

Hormonyoga darf allerdings nicht jede Frau machen. Wenn Du an einer hormonbedingten Krebsart wie zum Beispiel Brustkrebs leidest, eine Schilddrüsenüberfunktion, Endometriose, Osteoporose oder eine Herz-Kreislauf-Erkrankung hast, ist Hormonyoga leider nichts für Dich. Auch während der Menstruation oder einer Schwangerschaft ist davon abzuraten. Grundsätzlich solltest Du aber auch ohne bekannte Erkrankungen und vor Beginn jeder Art von Yoga professionelle Rücksprache halten.

Das eben bereits erwähnte Yin-Yoga ist ein Stil, der für die Wechseljahre ebenfalls besonders empfohlen wird. Der Name lässt bereits vermuten, dass es um die Stärkung der Yin-Energie aus der taoistischen Lehre geht. Der Stil zielt jedoch nicht auf die Hormone ab, sondern auf die Gelenke und das Bindegewebe. Wenn Du also in dieser Hinsicht Beschwerden hast oder diesen vorbeugen möchtest, bietet Yin-Yoga Dir möglicherweise eine gute Hilfe. Die Gelenke, das tiefer liegende Gewebe und die kleinen Muskelfasern, die Faszien, sollen von innen heraus gestärkt werden. Dies geschieht durch eine sehr ruhige Form des Yoga, bei der viele Asanas im Sitzen ausgeführt werden. Die Übergänge sind fließend und die Positionen werden länger als bei anderen Stilen gehalten, sodass Du Dich intensiv mit Deinem Körper und Deinen Gedanken auseinandersetzen kannst. Am besten soll die Wirkung morgens nach dem Aufstehen oder abends vor dem Zubettgehen sein.

Damit Du Dir besser vorstellen kannst, was Dich bei einer Yin-Yoga-Session erwartet, stelle ich Dir jetzt einen der insgesamt neun Asanas vor. Er nennt sich Baddha Konasana oder auf Deutsch Schmetterling und geht so:

In der Ausgangsposition sitzt Du im Schneidersitz. Lege nun Deine Fußsohlen vor Dir aneinander und greife mit den Händen an die Oberseiten der Füße. Bewege Deine Füße, die weiterhin den Boden berühren, in dieser Haltung so weit von Dir weg, bis Deine Arme gestreckt sind. Deine Knie gehen dabei automatisch weiter in die Höhe, sollen aber weiterhin nach links bzw. rechts zeigen. Senke dann Deinen Oberkörper langsam nach vorne, indem Du den Rücken krümmst, und bewege Deinen Kopf zu Deinen Füßen. Verharre in dieser Position für 3 bis 5 Minuten. Falls Du an Rücken- oder Nackenproblemen leidest, solltest Du die Übung ausführen, ohne Deinen Oberkörper zu senken. Halte die Stellung in dem Fall in erhobener Position. Zur Unterstützung der Knie kannst Du Dir ein Kissen darunterlegen. Wenn Du den Kopf bzw. Oberkörper nicht weit genug senken kannst, solltest Du Dir ein Kissen auf die Füße legen.

## Atemübungen

Nicht nur im Yoga bilden Atemübungen einen wichtigen Bestandteil. Auch generell ist das richtige Atmen für die körperliche und psychische Gesundheit ein bedeutender Faktor, ganz gleich, ob Du in den Wechseljahren bist oder nicht. Es entspannt Deine Muskeln, versorgt Dich mit Sauerstoff, verleiht Dir Selbstbewusstsein und innere Ruhe.

Ruhiges, tiefes Atmen stimuliert im vegetativen Nervensystem den Parasympathikus, der für Ruhe, die Senkung des Blutdrucks, Entspannung und die Steuerung von Körperfunktionen wie der Verdauung und der Nierentätigkeit zuständig ist. Sein Gegenspieler, der Sympathikus, sorgt hingegen für einen erhöhten Puls, den Anstieg des Blutdrucks, die Anspannung der Muskeln und Reduktion der Verdauung – er ist der Teil des Nervensystems, der Dich im Stress flucht- und kampfbereit macht. In unserem heutigen Leben müssen wir im Allgemeinen selten flüchten oder kämpfen, aber dieser Mechanismus ist seit Urzeiten in unserer Genetik vorhanden und mangels echter Flucht- oder Kampfanlässe wird er leider bei Alltagsstress, Sorgen, Prüfungen und ähnlichen vergleichsweise banalen Situationen aktiv. Da der Sympathikus auch die Atmung flacher und schneller werden lässt, kannst Du ihn sozusagen mit seinen eigenen Mitteln unter Kontrolle bringen – durch bewusst ruhiges, tiefes Atmen.

Zudem wirken Atemübungen auf den Vagusnerv, den Dritten im Bunde, der auch Teil des vegetativen Nervensystems ist. Obwohl er den meisten Menschen unbekannt ist, ist er sehr wichtig, denn er springt ein, wenn sich Sympathikus und Parasympathikus nicht einigen können. Allerdings musst Du dafür zulassen, dass er sich einmischt, und das geschieht auf eine einfache Art – durch die richtige Atmung.

Bei der Therapie vieler seelischer Störungen werden Atemübungen unterstützend eingesetzt. Außerdem kommen sie bei Stress, Schmerzen und verschiedenen Befindlichkeitsstörungen zur Anwendung. Nicht umsonst heißt es, wenn Du vor einer schwierigen Situation stehst: Tief durchatmen! Du gewinnst dadurch Energie, Sicherheit und Optimismus.

Der erwachsene Mensch tendiert, besonders wenn er im Stress ist, zu einer flachen, kurzen Atmung, wobei er in die Brust und nicht in den Bauch atmet. Dadurch verspannst Du Dich, Dein Stoffwechsel und Dein Kreislauf werden durch die mangelnde Sauerstoffaufnahme beeinträchtigt und im akuten Fall kann es zu Herzrasen und Schwindel kommen. Deshalb ist eine ruhige, tiefe Atmung insbesondere bei Hitzewallungen wichtig, um die Beschwerden zu lindern.

Es gibt diverse Arten von Atemübungen, darunter die teils etwas schwierigen des Pranayama, aber auch ganz leichte, die sowohl körperlich als auch psychisch entspannend wirken. Falls Du an einer Atemwegs- oder Herz-Kreislauf-Erkrankung leidest, halte vor der Anwendung jedweder Atemübung jedoch bitte ärztliche Rücksprache.

Hier ein paar leichte Übungen:

- Wenn Du unter Nervosität und Anspannung leidest, breite eine weiche Unterlage auf dem Boden aus und begib Dich in Rückenlage, alternativ kannst Du Dich aufs Sofa oder Bett legen. Lass Deinen Kopf auf der Unterlage ruhen (ohne Kissen) und lege Deine Arme locker mit nach oben zeigenden Handflächen neben Deine Seiten. Lass die Beine locker ausgestreckt und in leicht geöffneter Position, wobei die Fußspitzen nach außen zeigen. Jetzt schließe die Augen und konzentriere Dich voll und ganz auf Deinen Körper. Fühle in Dich selbst hinein. Gehe dabei schrittweise vor, beginnend bei den Füßen und langsam bis zum Kopf aufsteigend. Denke an nichts bewusst und beschäftige Dich auch nicht mit den Gedanken, die unwillkürlich in Dir auftauchen. Lass sie einfach vorüberziehen, ohne sie zu beachten. Verdrängen solltest Du sie jedoch auch nicht. Fokussiere Dich nur auf Deinen Körper. Während Du mit Deiner Aufmerksamkeit durch ihn hindurchwanderst, atme tief, ruhig und gleichmäßig. Wenn Du beim Kopf angekommen bist, strecke Dich behaglich und spüre die wohltuende Entspannung in Dir. Lass Dir für die Übung so viel Zeit, wie Du brauchst.

- Um besser einschlafen zu können, mach es Dir schön bequem im Bett und lege Dich auf den Rücken, wenn möglich ohne Kopfkissen. Decke Dich nicht zu, denn die Bettdecke würde Dich einengen. Lege die Decke einfach neben Dich, damit Du sie vor dem Einschlafen nur noch überzulegen brauchst. Nun lege eine Hand auf Deine Brust und die andere auf Deinen Bauch, sodass sie sich leicht unterhalb Deines Bauchnabels befindet. Beide Hände sollen flach und locker aufliegen. Atme dann ruhig und gleichmäßig, ohne Deine Gedanken zu beachten. Konzentriere Dich ausschließlich auf Deine Atemzüge. Spüre, wie Du die Luft langsam einsaugst und wieder ausströmen lässt. Du wirst merken, wie Dein Atmen immer ruhiger und tiefer wird, bis Du ganz entspannt und wohlig müde bist.

- Eine einfache Übung ist außerdem das Singen – egal, ob Du die Töne triffst oder nicht. Deine Atmung wird dadurch befreit und glücklich soll es auch machen. Also stell Dir gute Musik ein und sing mit. Je lauter, desto besser. Das ist auch gleichzeitig ein gutes Training für Dein Selbstbewusstsein! Ich mache das gern im Auto.
- Allgemein solltest Du darauf achten, durch die Nase zu atmen, da Du dann automatisch ruhiger atmest. Beobachte Deinen Atem insbesondere in Stresssituationen und bei aufkommenden Beschwerden, insbesondere bei Hitzewallungen oder Schmerzen. Du wirst feststellen, dass Du unwillkürlich kürzere, flachere und unregelmäßige Atemzüge tust und sich dadurch Dein Zustand verschlechtert. Übernimm frühzeitig die Kontrolle über Deinen Körper und Deine Psyche (in der sich vielleicht gerade Angst breitmacht), indem Du Dich auf Deine Atmung konzentrierst und absichtlich tief und ruhig atmest. Wenn Du außerdem einen erhöhten Puls hast, hilft es, den Sekundenzeiger einer Uhr mit den Augen zu fixieren oder den Takt der Sekunden (der dem Ruhepuls von 60 Schlägen pro Minute entspricht) mit einem Finger zu klopfen. Am besten klopfst Du auf Deinen eigenen Arm oder Dein eigenes Bein, denn durch die leichte, gleichmäßige Berührung beruhigst Du Dich zusätzlich.
- Außerdem solltest Du die Bauchatmung trainieren. Lege Dich dafür am besten bequem auf den Rücken, es geht aber auch im Stehen oder Sitzen. Atme bewusst tief in den Oberbauch und lege dabei eine Hand flach auf Deine Magengegend. Wenn Du es richtig machst, fühlst Du, wie sich Dein Bauch beim Einatmen hebt und beim Ausatmen wieder senkt.

- Indem Du Sport machst, förderst Du ebenfalls eine tiefe, entspannte Atmung – mehr zum Thema Sport und Fitness gibt es im übernächsten Abschnitt.

## Die richtige Ernährung

Wie wichtig eine gesunde, ausgewogene Ernährung mit ausreichend Vitaminen, Mineralstoffen und Spurenelementen ist, weiß heutzutage eigentlich fast jeder, auch wenn sich bei Weitem nicht jeder danach richtet. Die Ernährung spielt für die körperliche und sogar auch geistige sowie psychische Gesundheit eine wichtige Rolle – das ist generell so, also solltest Du unabhängig vom Klimakterium darauf achten.

In bestimmten Lebensphasen und Situationen, wie zum Beispiel bei erhöhtem Stress, in Krisen, bei Krankheiten oder eben auch in den Wechseljahren sind Körper und Psyche einer gesteigerten Beanspruchung ausgesetzt, sodass Du hier umso mehr auf Deine Ernährung achtgeben solltest. Während Dir Dein Körper eine ungesunde oder einseitige Ernährung – im schlimmsten Fall den Konsum von Fast Food oder das Schlemmen von Torten – bisher relativ leicht verziehen hat, besteht nun die Gefahr, dass sich längerfristiges Übergewicht, ein erhöhter Cholesterinspiegel, erheblicher Nährstoffmangel mit entsprechenden Folgen und andere „schöne" Dinge einstellen. Körper und Psyche brauchen Kraft, um mit der Situation umzugehen, und das können sie auch – wenn Du sie dabei richtig unterstützt. Neben Sport und ausreichend Schlaf ist die Ernährung das A und O.

Das heißt jetzt nicht, dass Du in Zukunft nur noch Müsli essen sollst (ganz im Gegenteil, das wäre ja auch wieder einseitig), aber Du solltest darauf achten, generell möglichst wenig Fett und Zucker zu Dir zu nehmen, die Kalorienzufuhr im Fall einer Gewichtszunahme angemessen zu reduzieren sowie eine ausreichende Versorgung mit allen wichtigen Nährstoffen zu gewährleisten. Zudem ist für die Verdauung eine ballaststoffreiche Ernährung zu empfehlen. In Bezug auf Deine Muskeln solltest Du auch auf eine ausreichende Eiweißzufuhr achten. Darüber hinaus ist der Säure-Basen-Haushalt wichtig. Da Du in den Wechseljahren leichter zu Übersäuerung neigst, solltest Du mehr basische als saure bzw. mehr basenbildende als säurebildende Nahrungsmittel essen.

Jetzt aber ein paar mehr Details:

Wenige Kalorien, aber viele Ballaststoffe, Nährstoffe und pflanzliches Eiweiß haben Produkte aus **Vollkorngetreide**. Auf „leere" Kalorien aus Weißmehlprodukten solltest Du verzichten. Probiere doch mal die vielen leckeren Vollkornbrotsorten und steige auch bei Nudeln und Reis auf die vollwertigen Varianten um. In Vollkorngetreide befinden sich insbesondere Magnesium und B-Vitamine, die für die Muskeln, die Haut, das Herz, die Fitness und die Nerven gut sind und Dich entspannen lassen. Das B-Vitamin Biotin sorgt außerdem für volle, schöne Haare. Auch andere Vollkornprodukte wie zum Beispiel Haferflocken, Buchweizen, Hirse oder Quinoa solltest Du auf Deinem Speiseplan ergänzen. Stöbere doch mal in den Brot-,

Müsli- und Getreideregalen eines guten Supermarkts, Reformhauses oder Bioladens – Du wirst erstaunt sein, was es alles gibt.

**Obst und Gemüse**, roh oder nur kurz gegart, liefern ebenfalls viele Ballaststoffe und haben kaum Kalorien. Sie besitzen eine große Bandbreite an Vitaminen, Mineralstoffen, Spurenelementen und Aminosäuren, sodass sie sich auf alle Organfunktionen, das Immunsystem und das Bindegewebe positiv auswirken. In einer Art Obst oder Gemüse sind bereits diverse Nährstoffe in hoher Menge vorhanden. So enthalten Äpfel unter anderem viel Vitamin C, E, B1, B2 und B6, Folsäure, Calcium, Magnesium und Kalium.

Manchmal scheint es so, als ob Du mit einer einzigen Sorte Obst oder Gemüse bereits einen Großteil Deines Nährstoffbedarfs decken kannst, aber trotzdem solltest Du zu verschiedenen Sorten greifen. Sonst wird Dir die gesunde Ernährung vielleicht langweilig; außerdem gibt es in jeder Sorte immer einige besonders hochdosierte Nährstoffe, während andere nur in geringen Maßen vorkommen. Bananen haben zum Beispiel viel Magnesium und Kalium, aber nur wenig Vitamin C. Tomaten sind insbesondere reich an Vitamin E, Karotten besitzen viel Vitamin A (Beta-Carotin) und grünes Gemüse hat einen hohen Eisengehalt.

Du musst selbstverständlich nicht jeden Tag mehrere Obst- und Gemüsesorten essen; es reicht, wenn Du innerhalb einer Woche variierst. Wenn Du nicht so viel Obst und Gemüse essen magst oder Dein Bauch dann anfängt, sehr zu rumoren, kannst Du es auch trinken. Es gibt viele leckere Obst- und Gemüsesäfte – schau Dich beim nächsten Einkauf gleich mal um (achte jedoch auf Varianten, die ohne zusätzlichen Zucker oder andere Zusatzstoffe auskommen).

Zudem sollten **Nüsse und Hülsenfrüchte** als Lieferanten von pflanzlichem Eiweiß, B-Vitaminen und Magnesium zu Deiner regelmäßigen Ernährung dazugehören, ebenso wie frische, vitaminreiche Kräuter. Bei Nüssen und Erdnüssen musst Du allerdings bedenken, dass sie relativ fetthaltig sind (wenngleich es „gutes" Fett ist) und insofern auch relativ viele Kalorien enthalten. Das soll Dich aber nicht davon abhalten, sie zu essen, denn sie besitzen sehr viele wertvolle Nährstoffe.

Obst und Gemüse wirken zudem **basenbildend** im Körper, während tierische Produkte und Getreide säurebildend sind. Es kommt dabei nicht darauf an, ob das Nahrungsmittel an sich sauer ist bzw. schmeckt, sondern auf den Abbauprozess im Körper. Selbst eine saure Zitrone ist ein basenbildendes Lebensmittel, da nach ihrem Abbau mehr basische Nährstoffe als säurebildende übrigbleiben. Die verschiedenen Obst- und Gemüsesorten wirken allerdings unterschiedlich stark basen- bzw. säurebildend. Zu den starken Basenbildnern gehören unter anderem Karotten, Sellerie, Spinat, Blumenkohl, dunkles Blattgemüse, Tomaten, Wirsing, Gurken sowie Bananen.

Bei den Säurebildnern muss man wiederum in gute und schlechte unterscheiden. Die guten sind unproblematisch, die schlechten solltest Du so weit wie möglich vermeiden, sofern sie nicht für die Nährstoffzufuhr wichtig sind. Zu den guten Säurebildnern gehören beispielsweise Vollkorngetreide, Hülsenfrüchte, Nüsse, Ölsamen und Kakao, während Fast Food, Fleisch, Eier, Fisch, stark gehärtete Fette, Weißmehl, Milchprodukte, Alkohol, Koffein und industriezuckerhaltige Waren zu den schlechten Säurebildnern zählen.

Für die **Calciumversorgung** Deiner Knochen und somit zur Vorbeugung gegen Osteoporose solltest Du jedoch möglichst täglich Milchprodukte essen oder trinken. Hier überwiegt der Nutzen des Mineralstoffs die Problematik der Säurebildung, solange Du genügend basische Lebensmittel zu Dir nimmst. Wenn Du an Laktoseintoleranz leidest, nutze laktosefreie Milchprodukte, die es inzwischen gibt, oder greife auf Tofu, Soja- oder Reismilch mit zugesetztem Calcium zurück. Letzteres gilt auch, wenn Du Dich vegan ernährst.

Es gibt auch pflanzliche Nahrung, die von Natur aus viel Calcium besitzt. Hierzu gehören zum Beispiel Broccoli, Blattspinat, Kartoffeln, Bohnen, Senfblätter, Grünkohl, Chinakohl, Mandeln oder getrocknete Feigen. Gegen Osteoporose soll eine pflanzliche Ernährung sogar besser schützen. Zudem bedeutet der Konsum von viel tierischer Nahrung, wozu Milchprodukte ja gehören, dass Du viele gesättigte Fettsäuren und Cholesterin aufnimmst und insofern Deiner Figur und Deiner Gesundheit möglicherweise schadest. Falls Du nicht ohnehin vegan lebst, sollten moderate Mengen Milchprodukte zwar zu Deinem Ernährungsplan gehören, aber durch calciumreiche pflanzliche Produkte ergänzt werden.

Beachten musst Du außerdem, dass Calcium und Magnesium Gegenspieler sind. Das heißt, wenn Du viel Calcium aufnimmst, brauchst Du auch viel Magnesium, und umgekehrt. Übertreiben darfst Du es dabei nicht, denn jeder Nährstoff entfaltet bei Überdosierung ebenfalls schädliche Wirkungen. Deshalb solltest Du eine etwaige

Einnahme von Nahrungsergänzungsmitteln zuvor mit Deinem Arzt bzw. deiner Ärztin abklären.

**Fleisch und Wurst** gehören bekanntlich ebenfalls zu den tierischen Nahrungsmitteln und sollten daher nur in geringen Maßen konsumiert werden. Ernährst Du Dich vegetarisch, brauchst Du in dieser Hinsicht nichts zu verändern. Wenn Du solche Produkte bisher gern und in großen Mengen gegessen hast, solltest Du Dir über deren Nachteile klar werden. Sie bergen viel Fett, viel Cholesterin und stellen eine Belastung für den Organismus durch ihre schwere Verdaulichkeit dar; das gilt insbesondere für rotes Fleisch. Tierische Produkte mag außerdem das Bindegewebe nicht, deshalb „dankt" es Dir dafür möglicherweise mit Cellulite und Krampfadern.

Einmal pro Woche schadet Fleisch nicht, aber öfter solltest Du es möglichst nicht konsumieren. Darüber hinaus solltest Du nur Bio-Fleisch essen, und das nicht nur aus ethischen Gründen. Hier hatten die Tiere im Unterschied zu industrieller (Massen-)Tierhaltung immerhin ein angenehmes Leben und eine gesunde Ernährung, sodass auch ihr Fleisch gesünder für Dich ist.

Gegenstimmen führen nun an, dass Fleisch der Hauptlieferant für Eisen und Vitamin B12 ist. Das stimmt zwar, aber ist trotzdem kein Grund für täglichen Fleischkonsum. Beides befindet sich ebenfalls in Milchprodukten. Eisen ist außerdem in Gemüse, Obst und Getreide enthalten. Die Mengen reichen zwar nicht an Fleisch heran, aber dafür bleibt auch die schädliche Wirkung aus. Pflanzliche Lebensmittel mit einem hohen Eisengehalt sind zum Beispiel Haferflocken, Weizenkleie, Hirseflocken, Sojabohnen, Kürbiskerne, Sesam, Haselnüsse, Linsen, Bohnen, Leinsamen, Quinoa, Amaranth, Pistazien, Pfifferlinge, Spinat,

Broccoli, Datteln, Fenchel, Ingwer, schwarze und rote Johannisbeeren.

Mit Vitamin B12, das für den Körper ebenfalls unverzichtbar ist, sieht es für Veganer schwieriger aus. Pflanzliche Produkte enthalten leider keinerlei Vitamin B12. Jedoch ist es in einigen Multivitaminsäften enthalten, sodass Du hiermit quasi eine pflanzliche Quelle für dieses Vitamin hast.

**Fisch und Meeresfrüchte** sollten auch nicht täglich auf dem Speiseplan stehen. Produkte aus dem Meer sind jedoch reich an Omega-3-Fettsäuren, die für das Herz-Kreislauf-System sowie zur Senkung des Cholesterinspiegels wichtig sind, sodass sie einmal pro Woche empfohlen werden. Bist Du Vegetarierin oder Veganerin ergibt sich hier also wiederum ein ethisches Problem.

Wenn Du Dich ansonsten gesund und mit wenig tierischen Produkten ernährst sowie Dich viel bewegst, ist eine geringe Omega-3-Zufuhr möglicherweise nicht schlimm (dies ist aber keine ärztliche Beurteilung). Zu bedenken ist aber auch, dass natürlicherweise Cholesterin im Blut enthalten ist und dass sich die Art der Zusammensetzung in den Wechseljahren verändert. Das (gute) HDL-Cholesterin nimmt ab, während das (schlechte) LDL-Cholesterin ansteigt. Zudem schützt Dich das Östrogen nicht mehr gegen Herz-Kreislauf-Erkrankungen.

Ob Du Fisch oder Meeresfrüchte essen möchtest, bleibt natürlich trotzdem Dir selbst überlassen. Hohe Omega-3-Werte haben auch Algen, Walnüsse, Chiasamen, Leinsamen oder die entsprechenden Öle, Hanföl, Avocados, grünes Blattgemüse und Mandeln. Außerdem gibt es

Margarine-Sorten, denen die wertvolle Fettsäure zugesetzt ist.

Nahrungsergänzungsmittel basieren oft auf Krill bzw. Krillöl. Es handelt sich dabei ebenfalls um Leben aus dem Meer, wenn auch um ein sehr kleines. Das krebsartige Tierchen, das zu den Urbewohnern der Erde gehört, wird maximal 6 Zentimeter groß. Aber es lebt und bildet einen unverzichtbaren Bestandteil des Ökosystems der Antarktis, sodass die industrielle Krillfischerei das gesamte Meeresleben in der Region gefährdet. Aus meiner Sicht wäre es dann doch besser, auf die pflanzlichen Omega-3-Lieferanten zurückzugreifen.

Bestimmte **Nahrungsmittel** wirken **indirekt gesundheitsfördernd** auf den Körper, indem sie das seelische Wohlbefinden steigern. Die Wissenschaft fand heraus, dass in einigen natürlichen Produkten eine Vorstufe des Glückshormons Serotonin enthalten ist. Es handelt sich um die Aminosäure Tryptophan. Zu diesen Lebensmitteln gehören zum Beispiel Emmentaler, Sesamkerne, Cashewkerne, Erbsen, Linsen, Walnüsse, Haselnüsse, Haferflocken, Weizen, Roggen, Ananas, Pflaumen, Bananen, Feigen, Datteln, Erdbeeren und Kakao.

Damit das Glück seinen Weg vom Bauch ins Gehirn findet, ist es wichtig, dass die Nahrungsmittel naturbelassen sind und roh gegessen werden oder vor dem Verzehr nur kurz erhitzt werden. Außerdem benötigt Tryptophan andere Aminosäuren, die in den tryptophanhaltigen Produkten mit vorhanden sind, sowie B-Vitamine, Magnesium, Calcium und langsame Kohlehydrate, um transportiert zu werden. Langsame Kohlehydrate sind zum Beispiel in Vollkorngetreide, Obst, Gemüse, Hülsenfrüchten und Nüssen enthalten – also Produkten, die auch Tryptophan beinhalten.

Das hört sich schwieriger an, als es ist. Ein Bananenshake, eine Scheibe Vollkornbrot mit Emmentaler, ein Müsli mit Walnüssen oder ein Haferflockenbrei sind gute Ideen für den Anfang.

Bei allem, was Du für Deine Gesundheit beachten solltest, soll Dir das Essen und Trinken natürlich auch schmecken und Dich glücklich machen. Es gibt glücklicherweise viele Rezepte, mit denen Du Dich nährstoffreich, kalorienarm und gegebenenfalls auch vegetarisch oder vegan ernähren kannst und die trotzdem – oder gerade deshalb – lecker sind.

Wenn Du gern in der Küche experimentierst oder vielleicht sogar eine richtig gute Köchin bist, bringt es Dir bestimmt Spaß, etwas Neues auszuprobieren. Und wenn Du im Kochen und Zubereiten bisher eher nicht so bewandert warst, ist das doch der ideale Anlass, um damit anzufangen. Du wirst sehen, so schwer ist das gar nicht und es lohnt sich. Dein Körper und Deine Seele werden es Dir danken. Als Anreiz findest Du in der Literaturliste am Ende des Buches einen Ratgeber zur Ernährung in den Wechseljahren mit 140 Rezepten.

## Sport und Fitness

Ich erwähnte es schon an mehreren Stellen dieses Buches und vermutlich weißt Du es ohnehin – Sport ist eines der wichtigsten Mittel, um Dich gesund, jung und fit zu halten. Das gilt in jedem Alter und in jeder Lebensphase, aber umso mehr, je weiter Dein Leben voranschreitet und je stärker Dein Körper und Deine Psyche beansprucht werden. Hast Du bisher nicht viel von Sport gehalten, sind die Wechseljahre der ideale Zeitpunkt, um Deine Einstellung zu ändern.

Natürlich musst Du nicht gleich zur Spitzensportlerin werden, das ist überhaupt nicht das Ziel. Es kommt einzig und allein darauf an, dass Du in Bewegung kommst und Dich dabei gut fühlst. Besonders, wenn Du bisher eher ein Sportmuffel warst, solltest Du darauf achten, dass Du nicht zu forsch an die Sache herangehst. Ein paar Verrenkungen und ein heftiger Muskelkater vermiesen Dir nicht nur sofort die neue, sportliche Lebensart, sondern tun auch Deinem Körper nicht gut. So verschlimmerst Du vielleicht sogar das, was Du verhindern willst.

Gib also acht, Dich nicht zu überfordern. Stelle keine Ansprüche an Dich, außer überhaupt Sport zu treiben. Langsam und ganz individuell kannst Du Deine Leistungen dann steigern, aber lass bitte keinen unnötigen Ehrgeiz aufkommen. Es geht wie gesagt nur um die Bewegung an sich und das positive Erlebnis für Deinen Körper und Deine Seele.

Sport trainiert die Muskeln, stärkt das Knochengerüst, regt den Stoffwechsel sowie das Immunsystem an und schützt das Herz-Kreislauf-System. Er bringt Dich zum Durchatmen, und das nicht nur körperlich, sondern auch geistig. Sport hat eine befreiende Wirkung; Du kannst gedanklichen Ballast durch ihn abschütteln und gewinnst Selbstvertrauen. Nach einem stressigen Tag gibt es nichts Besseres als Sport, denn durch ihn baut Dein Körper die Stresshormone ab, die ansonsten unsinnig in Dir kreisen, Dich angespannt fühlen lassen und Dich krank machen können. Und es kommt noch besser: Durch Sport produziert Dein Körper sogar Glückshormone, die nicht nur das psychische Wohlbefinden steigern, sondern auch gegen Schmerzen wirken, die allgemeine Gesundheit des Körpers stärken und die Konzentrationsfähigkeit fördern.

Doch welcher Sport sollte es in den Wechseljahren am besten sein? Grundsätzlich ist jeder Sport geeignet, solange er Dir Spaß macht, Du ihn regelmäßig ausüben kannst und er Dich nicht überfordert. Das Einzige, das Dir bei der Auswahl Grenzen setzt, sind etwaige körperliche Einschränkungen oder Krankheiten. Mit einem Rückenleiden, Gelenkproblemen, einer Herz-Kreislauf-Erkrankung, Multipler Sklerose, Osteoporose oder einem anderen Leiden, das sich auf Deinen Bewegungsapparat oder Dein Herz-Kreislauf-System auswirkt, ist Sport zwar ebenfalls sehr wichtig, aber in diesen Fällen musst Du unbedingt ärztliche Rücksprache halten.

Jeder Sport, bei dem Du Dich ausdauernd bewegst, ist gut. Das kann zum Beispiel Joggen, Radfahren, Schwimmen, Rudern, Nordic Walking, Inlineskaten, Klettern, Fußball, Squash oder Skilanglauf sein, aber auch Fitnessübungen mithilfe von Geräten und Gewichten, Aerobic, Turnen, Gymnastik, Zumba oder Jazzdance. Wenn Dir all das zu langweilig ist, kannst Du auch Boxen, Wing Tsun oder Aikido wählen.

Allerdings musst Du nicht unbedingt „richtigen" Sport machen. Wie gesagt: Es kommt einfach auf die Bewegung an. Wenn Du also keiner herkömmlichen Sportart etwas abgewinnen kannst, dann bewege Dich so, wie es für Dich richtig ist. Gehe spazieren, erledige Deine Einkäufe zu Fuß, nimm die Treppe statt des Fahrstuhls, tobe gegebenenfalls mit Deinen Kindern oder Deinem Hund herum, mache Gartenarbeit, tanze Freestyle zur Musik Deiner Playlist – Hauptsache, Du bringst Dich in Schwung. Ganz gleich, ob Du nun „richtigen“ Sport machst oder nicht, kannst Du auf diese Art ganz einfach zwischendurch Deine Gesundheit und Dein Wohlbefinden fördern.

Wenn Du nicht ins Fitnessstudio gehen magst, aber trotzdem professionelle Übungen machen willst, kannst Du Dir einfach ein F-Bike, einen Mini-Stepper, ein paar Gewichte und Stretching-Bänder nachhause holen und Dir Dein eigenes kleines Fitnessstudio einrichten. Vielleicht macht ja auch eine Freundin mit? Zu zweit bringt es gleich noch viel mehr Spaß.

Auch ohne Geräte kannst Du trainieren. Du kennst doch bestimmt die klassischen Übungen wie Sit-ups, Radfahr-Crunches, Liegestützen und Kniebeugen? Mit ihnen kannst Du Deinen gesamten Körper ganz einfach fit halten. Falls Du nicht mehr weißt, wie sie gehen, habe ich hier eine kleine Anleitung für Dich.

- *Sit-ups*: Diese Übung trainiert insbesondere die Bauchmuskeln, hilft also gezielt gegen eine Umfangszunahme am Bauch. Lege Dich flach auf den Rücken, am besten auf eine Isomatte. Winkle nun Deine Beine an, sodass die Knie einen Winkel von ungefähr 90 Grad (rechter Winkel wie die Ecke einer Buchseite) bilden. Deine Füße sind schulterbreit voneinander entfernt und mit den Fußsohlen berührst Du den Boden. Jetzt verschränke Deine Hände hinter dem Kopf oder lege Deine Finger an Deine Ohren. Alternativ dazu kannst Du Deine Hände auch auf der Brust über Kreuz legen, dann ist es etwas leichter.

Spanne nun die Bauchmuskeln an und richte Deinen Oberkörper auf. Achte darauf, Dich so gerade wie möglich zu halten, also Dich beim Aufrichten nicht zum Beispiel zu einer Seite zu neigen oder mit den Beinen zu kippeln. Pass außerdem auf, dass Du Dich langsam und geschmeidig bewegst. Eine ruckartige Ausführung könnte zu Zerrungen führen.
Am Anfang sind Sit-ups sehr schwer, insbesondere schaffen es viele nicht, dabei die Beine stillzuhalten. Deshalb solltest Du Deine Füße von jemandem festhalten lassen, wenn möglich.

- *Radfahr-Crunches*: Auch diese Übung ist sehr wirksam für die Bauchmuskeln, gleichzeitig hat sie großen Wert für die Muskulatur und Durchblutung der Beine. Daher eignet sie sich gut, um einer Bindegewebsschwäche und Krampfadern Einhalt zu gebieten.
Lege Dich wieder flach mit dem Rücken auf Deine Isomatte. Verschränke wiederum die Hände hinter dem Kopf oder greife an Deine Ohren. Hebe den Kopf und die Schultern (nicht aber den Rest des Oberkörpers) an. Du kannst die Arme auch in normaler Position seitlich neben Dir liegenlassen und den Kopf entspannt auf die Matte legen. Dann ist die Übung weniger anstrengend, aber die Wirkung für die Bauchmuskeln ist geringer.
Hebe nun beide Beine an, sodass die Oberschenkel im rechten Winkel zu Deinem Körper stehen und Deine Waden wiederum einen rechten Winkel mit Deinen Oberschenkeln bilden. Achte darauf, Dich gerade zu halten. Dann beginne mit dem „Radfahren" – strecke die Beine abwechselnd nach vorne und ziehe sie wieder an, führe also dieselbe Bewegung wie beim echten Radfahren aus.

Hast Du die Schultern erhoben, drehe den Oberkörper immer so, dass die jeweilige Schulter der Bewegung des Knies folgt. Das heißt, wenn Du das rechte Bein anwinkelst, drehst Du den Oberkörper ebenfalls nach rechts, wodurch sich Deine rechte Schulter von Deinen Beinen entfernt und die linke sich ihnen annähert.

- *Liegestützen*: So, genug gelegen! Gehe auf die Knie und platziere Deine Handflächen vor Dir auf dem Boden, sodass sie etwas weiter als schulterbreit voneinander entfernt sind. Alternativ dazu kannst Du zwei Hanteln mit eckigen Endstücken in der entsprechenden Stellung vor Dir auf den Boden legen und fest mit den Händen umfassen.
  Stütze Dich jetzt auf Deine Hände bzw. die Hanteln und strecke die Beine nach hinten aus. Deine Fußspitzen sollten den Boden berühren und die Beine sowie Füße beider Seiten aneinander anliegen. Dein Körper soll also insgesamt eine diagonale (schräge) Linie zum Boden bilden, wobei Kopf und Schultern die höchste Position einnehmen. Halte Deine Schultern sowie Deine Füße möglichst parallel zueinander und achte darauf, den Po nicht zu sehr nach oben zu heben.
  Jetzt beginnt der eigentliche Liegestütz: Winkle Deine Arme an und lass Deinen Oberkörper dadurch so weit absinken, bis sich Dein Körper in einer waagerechten Position zum Boden befindet. Dies ist zumindest das Ziel, aber als Anfängerin ist das sehr schwierig. Es reicht also fürs Erste, den Oberkörper einfach zu senken. Halte die unterste Position ungefähr 1 bis 2 Sekunden und stemme Deinen Oberkörper dann wieder hoch, sodass Du wieder in der diagonalen Position bist.

Liegestützen trainieren die Kraft des ganzen Körpers, sind aber wegen der großen Anstrengung, die sie erfordern, nicht für jede(n) etwas. Probiere es vorsichtig aus und schau, wie Du Dich dabei fühlst. Beginne Dein Training im Zweifelsfall mit anderen Übungen.

- *Kniebeugen*: Nimm einen stabilen Stand ein und achte darauf, dass sich Dein Körpergewicht gleichermaßen auf beide Füße verteilt. Die Fußspitzen sollten leicht nach außen zeigen. Halte Deinen gesamten Körper gerade. Spanne dann die Bauchmuskeln an und ziehe Deine Schulterblätter nach hinten abwärts, sodass sich Deine Brust nach vorne rausstreckt. Deine Arme bleiben seitlich von Dir und leicht angewinkelt. Gehe nun langsam in die Knie, die ebenfalls leicht nach außen zeigen. Dabei solltest Du Dich möglichst so weit absenken, dass Deine Oberschenkel fast im rechten Winkel zu Deinen Waden stehen. Gehe jedoch nicht über den rechten Winkel hinaus, denn Du musst Dich auch wieder nach oben drücken; andernfalls wäre die Belastung für Deine Knie zu groß, außerdem besteht die Möglichkeit, dass Du die Kontrolle verlierst und Dich versehentlich hinsetzt. Wenn Du in der tiefsten Position angekommen bist, stemme Dich genauso langsam hoch, wie Du Dich vorher abgesenkt hast.
  Mit dieser Übung kräftigst Du Bauch, Beine und Po. Falls Du an Knieproblemen leidest, solltest Du keine Kniebeugen machen!

Du musst nicht alle Übungen auf einmal ausführen. Suche Dir für den Beginn einfach eine aus und studiere sie konzentriert ein. Achte dabei auf Deinen Körper, wie er sich bewegt und welche Partien sich anspannen. Am besten solltest Du täglich üben, aber mindestens 2-mal wöchentlich. Gehe das Ganze langsam an – für den Anfang reichen 5 bis 10 Wiederholungen, dann kannst Du Dich von Tag zu Tag oder von Woche zu Woche ein bisschen steigern. Mehr als 20 Wiederholungen pro Session sind jedoch nicht sinnvoll, trainiere stattdessen lieber mehrfach am Tag.

Trage bei jeder sportlichen Betätigung am besten Sportsachen oder bequeme Kleidung, damit das Blut frei zirkulieren kann. Ist das aus irgendeinem Grund nicht möglich, mache die Übungen trotzdem – Bewegung in der falschen Kleidung ist immer noch besser als keine Bewegung.

Unabhängig davon, wie viel Du Dich in Deiner Freizeit bewegst, solltest Du es auch auf Arbeit nach Möglichkeit vermeiden, längere Zeit zu sitzen oder zu stehen. In vielen Jobs gehört das leider zum Alltag, aber wenn Du die Gelegenheit hast, nimm Dir immer mal wieder ein paar Minuten (oder zur Not auch Sekunden) Zeit und bewege Dich. Es reicht schon, wenn Du aufstehst und ein paarmal um den Schreibtisch läufst, Dich streckst, die Arme und Beine kreisen lässt oder auf und ab springst. Auch im Sitzen oder Stehen kannst Du unauffällig leichte Übungen machen. Zum Beispiel kannst Du ...

- die Füße unter dem Tisch kreisen lassen,
- von einem Bein aufs andere treten und dabei abwechselnd die Waden nach hinten in die Luft heben,
- Zehengymnastik machen,
- die Sitzposition verändern,

- die Schultern kreisen lassen,
- die Hände falten und mit nach vorn zeigenden Handflächen die Arme nach vorne ausstrecken,
- den Kopf abwechselnd zu den Schultern, auf die Brust und in den Nacken neigen,
- einzelne Körperpartien gezielt anspannen und wieder entspannen.

Du siehst: Dich in Bewegung zu halten ist ganz leicht. Fange am besten sofort damit an!

## Hormonpräparate – ja oder nein?

Wenn Du mit Wechseljahresbeschwerden zum Frauenarzt bzw. zu einer Frauenärztin gehst, wird er bzw. sie Dir möglicherweise die Einnahme oder auch äußere Anwendung von Hormonpräparaten empfehlen. In der Schulmedizin ist dies die gängige Behandlungsmethode bei klimakterischen Symptomen, obgleich die Ernährung und Sport ebenfalls einbezogen werden. Dabei werden dem Körper auf künstliche Art weibliche Hormone zugeführt, sodass er „denkt", dass alles wie vor den Wechseljahren wäre. Oft wird eine Kombination aus Östrogen und Progesteron gegeben, teils aber auch reine Östrogen-Präparate. Die künstlichen Hormone verhindern zwar nicht, dass die Fruchtbarkeit sinkt und sich ab einem gewissen Punkt ganz einstellt, aber sie bewirken, dass sich dieser Prozess nicht durch Beschwerden bemerkbar macht.

Das klingt erstmal ganz gut – doch leider trügt der Schein. Das Zuführen von Hormonpräparaten birgt große Risiken, unter anderem die erhöhte Gefahr, an Brustkrebs zu erkranken. Des Weiteren wurde ein erhöhtes Risiko für

Schlaganfälle, Herzinfarkte und Blutgerinnsel in den Beinen oder der Lunge festgestellt. Bei reinen Östrogenpräparaten treten außerdem Wucherungen der Gebärmutterschleimhaut auf.

Zudem beobachtete der Großteil der Frauen nach einer Hormontherapie, dass sich ihre Beschwerden nicht in Luft aufgelöst, sondern nur verzögert hatten. Das heißt, nach dem Absetzen der Präparate hatten sie plötzlich doch noch mit Hitzewallungen & Co. zu kämpfen. Um die Symptome dauerhaft zu vermeiden, müsstest Du demnach ständig die Präparate nehmen, sodass Du zu ihnen in Abhängigkeit stehen würdest. Von einer dauerhaften Anwendung raten aber sogar Befürworter:innen ab, da sich nach wenigen Jahren das Krebsrisiko erheblich steigert.

Ein weiterer Grund, der aus meiner Sicht gegen Hormonpräparate spricht, ist die Tatsache, dass sich Dein Körper dann nicht selbst mit seiner Veränderung auseinandersetzt. Die Medikamente bekämpfen die Symptome, doch die Ursache bleibt außer Acht. Zudem erscheint es so, als ob die Wechseljahre eine Krankheit wären, die man mithilfe von künstlichen Mitteln besiegen müsste. Dabei handelt es sich um etwas ganz Natürliches – in Dir findet der Übergang von einer Lebensphase in eine andere statt, und dieser kann nicht aufgehalten werden. Du setzt Dich also, wenn Du zu Hormonpräparaten greifst, dem Risiko sehr gefährlicher Erkrankungen aus, obwohl Du nur eine normale Lebensphase durchläufst, die vollkommen ungefährlich ist. Auch wenn klimakterische Beschwerden unangenehm sein können, stehen sie aus meiner Sicht in keinem Verhältnis zu den Risiken, die mit der Einnahme von Hormonpräparaten einhergehen.

Es gibt allerdings auch Frauen, die so stark unter den Wechseljahren leiden, dass sie in ihrem beruflichen und privaten Leben sehr stark eingeschränkt sind und deswegen starke Depressionen bekommen. In solchen Fällen kann ich es verstehen, wenn sie sich vorübergehend einer Hormonbehandlung unterziehen, jedoch sollte es aufgrund der hohen Risiken wirklich nur für eine kurze Zeit sein. Die Phase, in der die Symptome durch die Medikamente unterdrückt werden, sollte genutzt werden, um andere Methoden zu finden, die die Beschwerden zu lindern vermögen und helfen, innere Stärke aufzubauen.

Anstatt die Symptome durch Fremdstoffe zu unterdrücken, ist es meiner Meinung nach wichtig, dass Du lernst, die neue Situation zu akzeptieren, und Dich mithilfe Deiner Selbstheilungskräfte körperlich und psychisch stärkst. Die vorgestellten alternativen Ansätze sowie Bewegung, die richtige Ernährung und Atemtechniken unterstützen Dich auf Deinem Weg und nützen Dir ganzheitlich, da berücksichtigt wird, dass Dein Körper, Dein Geist und Deine Seele eine Einheit bilden. All das kann ebenfalls Deine Symptome lindern, jedoch nicht bloß vorübergehend, denn Du durchläufst diese Phase bewusst im Einklang mit Dir selbst und lernst mit den Prozessen Deines Körpers umzugehen.

Welche Behandlungsform Du wählst, oder ob Du Dich überhaupt behandeln lässt, bleibt aber Dir allein überlassen. Wäge sorgfältig ab und entscheide aus Deinem Inneren heraus, was für Dich das Richtige ist. Denke aber immer daran: Die Wechseljahre sind keine Erkrankung, sondern ein natürlicher Teil des Frauseins, weshalb Du nicht versuchen solltest, sie zu bekämpfen. Stattdessen solltest Du lernen, gut mit ihnen zu leben.

# Stärkung für die Psyche

## Sieh das Gute – in Dir und in der Menopause

Unabhängig davon, ob Du körperliche Beschwerden hast oder nicht, ist die Phase des Klimakteriums möglicherweise eine psychische Herausforderung für Dich. Immerhin ändert sich etwas Bedeutendes in Dir und damit auch in Deinem Leben. Innerlich stark zu sein und zu Dir selbst zu stehen, ist in jeder Zeit Deines Lebens wichtig, doch jetzt umso mehr. Vor Dir steht ein neuer Lebensabschnitt, der zweite Frühling, wie die Phase nach der Menopause in der TCM genannt wird.

Du bist noch jung und hast noch einen geraumen Teil Deines Lebens vor Dir – über ein Drittel laut Statistik, aber vielleicht sogar mehr. Lass Dir das von den wenigen Jahren der hormonellen Unruhe nicht verderben, sondern sieh es positiv und schaue voller Vorfreude auf die Zeit nach dem Klimakterium.

Vielleicht kannst Du Dich noch nicht so recht damit abfinden, dass Du in Zukunft nicht mehr fruchtbar bist und eventuell auch ein paar kleine äußere Veränderungen zeigst. Aber das musst Du, um positiv nach vorne zu schauen. Du kannst den Lauf der Natur nicht aufhalten, die Wechseljahre kommen und die Fruchtbarkeit geht, das ist nun einmal so vorprogrammiert.

Was Du nicht ändern kannst, sollst Du akzeptieren und das Beste daraus machen, so lehrte es schon vor mehr als 2.000 Jahren die griechische Stoa. In dieser philosophischen Strömung nehmen Gelassenheit, Freiheit und Seelenfrieden einen hohen Stellenwert ein. Sie werden unter anderem erreicht, indem man sich nicht gegen unabänderliche Geschehnisse wehrt, sondern sie positiv annimmt. Dieser Gedanke hat Eingang in die Psychologie gefunden und sich bis heute gehalten. Er bildet eine der Säulen der Resilienz, der psychischen Widerstandskraft, die Dich dazu befähigt, in Krisenzeiten zuversichtlich zu bleiben und Dein Leben in die eigene Hand zu nehmen.

Wenn Du unabänderliche Dinge nicht akzeptierst, kannst Du das Vergangene nicht loslassen und befindest Dich im Sog negativer Gedanken, ohne etwas verändern zu können. Laut Stoa sollst Du die Dinge, die Du nicht ändern kannst, aber nicht nur hinnehmen, sondern bewusst in Dein Leben aufnehmen und als Teil von Dir anerkennen. So schließt Du Frieden damit und bewahrst Dir Deine Energie, um Dein Leben neu zu ordnen und in positive Bahnen zu lenken.

Was Dir in Zukunft fehlt, ist nur die Fähigkeit, Kinder zu bekommen. Alle anderen Auswirkungen der Wechseljahre gehen vorüber oder lassen sich behandeln, falls sie überhaupt auftreten. Letzteres fällt also in den Bereich dessen, was Du ändern kannst. Trotzdem musst Du die anderen

Auswirkungen für die Zeit, in der sie ein Teil Deines Lebens sind, akzeptieren, um insgesamt zufrieden zu sein.

Wenn Du einen unerfüllten Kinderwunsch hast, dann stellt der Verlust der Fruchtbarkeit natürlich eine harte Umstellung dar. Fakt ist jedoch: Es ist jetzt so bzw. wird in einigen Jahren so sein. Wenn Du bis zum Verlust der Fruchtbarkeit kein Kind bekommen hast, dann solltest Du das jetzt so akzeptieren, denn darüber zu grübeln, bringt Dich nicht weiter.

In jedem Fall hat das Ende Deiner Fruchtbarkeit große Vorteile:

- Wenn Du kein Kind (mehr) möchtest, hast Du ab einer gewissen Zeit nach der Menopause kein Risiko mehr, schwanger zu werden, und kannst Dein Sexualleben frei und sorglos genießen.
- Dass Du unter Umständen nicht mehr so viel Lust auf Geschlechtsverkehr hast, bedeutet, dass Du mehr Zeit für andere Dinge hast. In der TCM wird sogar angenommen, dass die Energie aus der Körpermitte, die zuvor nach unten in den Genitalbereich geleitet wurde, nun nach oben in den Geist (oder anders gesagt: ins Gehirn) strömt. Also: Auf zu neuen Projekten!
- Du hast einen klareren Blick bei der Partnerwahl, da Dir Deine Hormone nicht die rosarote Brille auf die Nase setzen. Das kann Dir viel Kummer und Ärger ersparen.
- Du lernst, bewusster mit Dir umzugehen und Deine Bedürfnisse zu erkennen, ernährst Dich gesünder und machst mehr Sport. Dies kommt Deiner gesamten Gesundheit zugute.

- Und das Beste: Du hast keine Menstruation mehr – das bedeutet, Du hast keine monatlichen Schmerzen, Blutungen etc., also langfristig mehr Freiheit und Wohlbefinden. Oder anders gesagt: Du hast zukünftig jeden Monat eine Woche mehr vom Leben!
- Fallen Dir noch weitere positive Aspekte ein?

Du denkst jetzt vielleicht: „Ist ja alles schön und gut, aber ich bin dann keine richtige Frau mehr und gehöre zum alten Eisen." Das ist kompletter Unsinn! Wie gesagt: Du hast noch einen großen Teil Deines Lebens vor Dir, und zwar ohne die Belastungen des Monatszyklus, sodass Du viel mehr unbeschwerte Zeit hast als in den letzten Jahrzehnten.

Selbstverständlich bleibst Du eine Frau – oder bemisst sich die Qualität einer Frau etwa an ihrer Gebärfähigkeit? Das würde bedeuten, dass wir von menschlichen Wesen zu Legehennen degradiert würden. Das klingt jetzt hart, aber trifft den Kern der Sache. Mancherorts auf der Welt denkt man(n) sicher noch so und bestimmt gibt es auch hier den einen oder anderen rückschrittlichen Kopf, der solche Gedanken hat, aber das sollte Dir kein schlechtes Gefühl geben. Du bist immer noch genauso wertvoll und wundervoll wie zuvor in Deinem Leben. Daran ändert sich nichts, egal, wie alt Du bist, wie Du aussiehst und welche körperlichen Eigenschaften Du hast.

Um Dir zu mehr Selbstbewusstsein zu verhelfen, setze oder stelle Dich jetzt direkt vor einen Spiegel und achte darauf, dass Du ungestört bist. Betrachte Dich in aller Ruhe in jeder Einzelheit. Suche nun gezielt nach Details, die Du an Dir magst. Beurteile Dich nicht nach den Maßstäben anderer Menschen oder dem, was Du im Fernsehen oder in

Zeitschriften siehst. Schau Dich ganz unvoreingenommen an, also so, wie Du bist. Verbanne alle Vorurteile und fremden Stimmen aus Deinem Kopf. Gehe in Dich und frage Dich: „Was finde ICH an mir schön?"

Finde mindestens zehn Eigenschaften oder gern auch mehr. Es können Kleinigkeiten sein, wie das Glänzen Deiner Haare im Licht, ein Grübchen, Deine Augenfarbe, Deine Wimpern, die Form Deiner Lippen, Deine Schultern, Dein Bauchnabel oder Deine Fußknöchel. Wahrscheinlich hast Du Dich nie zuvor so genau betrachtet, weshalb Du noch gar nicht weißt, was Du alles Besonderes an Dir hast. Betrachte Dich positiv und voller Liebe – denn Du bist ein toller Mensch und hast es verdient, geliebt zu werden. Wer das nicht tut, hat eben Pech gehabt, denn er verpasst etwas Großartiges.

Gewöhne Dir an, auf die Meinungen anderer über Dein Aussehen zu pfeifen. Du musst niemandem gefallen außer Dir selbst. Menschen sehen nun einmal unterschiedlich aus und das ist gut so. Jeder ist auf seine Art schön und alle haben ganz genau denselben Wert. Lass Dich also nicht herunterziehen, wenn Dich jemand kritisiert oder schief anguckt. Im Gegenzug solltest aber auch Du niemanden nach seinem Äußeren bewerten. Respektiere andere so, wie Du respektiert werden möchtest.

Sei immer Du selbst und versuche nicht, Dich anzupassen. Trage die Kleidung, die Du tragen möchtest, frisiere Dich so, wie es Dir gefällt und unterziehe Dich auch sonst keinen Prozeduren, die Du nicht von Dir aus möchtest. Am Anfang ist das sicher nicht so leicht, aber schon nach kurzer Zeit wirst Du merken, wie Du immer selbstsicherer wirst. Vielleicht wirst Du sogar Zeit und Geld sparen, die Du sonst in Mode und Kosmetik investiert hast.

Richte Deinen Blick nun nach innen, auf Deine persönlichen Eigenschaften und Fähigkeiten. Denn ganz unabhängig vom Aussehen sind sie es, die Dich stark machen und Dich sein lassen, wer Du bist. Fertige Dir eine Liste Deiner Charakterstärken, Talente und Fertigkeiten an. Dazu zählen Fähigkeiten wie Kreativität, Weltoffenheit, Verantwortungsbewusstsein oder Hilfsbereitschaft ebenso wie handwerkliches Können, eine bestimmte Berufsausbildung, ein erlernter Sport oder das Spielen eines Musikinstruments. Denke über alles nach, was Du in Deinem Leben schon gemacht hast, und notiere Dir die positiven Eigenschaften von Dir, die sich dabei herauskristallisiert haben.

Schreibe Dir außerdem auf, welche Herausforderungen Du schon gemeistert hast, und bedenke dabei, dass neben Schulabschluss, beruflicher Karriere und der etwaigen Gründung einer eigenen Familie etc. auch das Leben an sich eine Herausforderung ist. Wenn Du all das siehst, was Du bist, kannst und erreicht hast, machen Dir die Wechseljahre dann immer noch Angst? Falls ja, findest Du in den nächsten Abschnitten noch mehr gute Tipps, um Deine psychische Widerstandskraft zu stärken.

# Meditation – die innere Balance finden

In der Traditionellen Chinesischen Medizin sowie im Ayurveda nimmt die Meditation einen bedeutenden Stellenwert ein, und sowohl im Yoga als auch im Tai-Chi-Chuan und Qigong ist sie ein wesentlicher Bestandteil der Übungen. Dabei ist es kein Problem, wenn Du diese Methoden nicht ausprobieren möchtest, denn Meditation ist auch für sich allein genommen ein hilfreiches Mittel, um mit den körperlichen und psychischen Veränderungen der Wechseljahre zurechtzukommen.

Meditieren bedeutet so viel wie „die eigene Mitte finden". Du fokussierst Dich voll und ganz auf Dich selbst, lässt von der Umwelt ab und versinkst in Dir. So breitet sich Ruhe und Gelassenheit in Dir aus, negative Gedanken und Anspannung verschwinden und Dein Geist wird geklärt. Meditation ist insofern ein wirksames Mittel gegen Stress, psychische Beschwerden wie Depressionen, Ängste oder Überlastung. Außerdem ist sie zur Selbstfindung geeignet.

Wir werden oft viel zu sehr von der Außenwelt, den Meinungen anderer Menschen, unseren eigenen negativen Erfahrungen und Befürchtungen, den Medien und vielem mehr beeinflusst, sodass wir kaum noch wissen, wer wir eigentlich sind. So kommt es, dass wir uns oft ganz anders verhalten, als wir es eigentlich wollen, und uns unter Druck setzen, um anderen zu gefallen. Dadurch werden wir unzufrieden und infolgedessen stellen sich psychische und körperliche Befindlichkeitsstörungen ein, denn unsere Seele möchte uns etwas mitteilen. Früher war mir das alles gar nicht so bewusst, aber indem ich mich in den Wechseljahren aktiv mit mir selbst beschäftigt habe, ist mir das klar geworden.

Meditation ermöglicht Dir, die ganzen äußeren Zwänge loszulassen und Kontakt mit Deinem Inneren aufzunehmen. Es geht jetzt noch nicht darum, Antworten für Dein Leben zu finden (darauf gehe ich im letzten Kapitel noch gesondert ein), sondern zunächst einmal darum, in Einklang mit Dir selbst zu kommen.

Deine 3 Teile – Körper, Geist und Seele – sollten eng miteinander verbunden sein und sich gegenseitig respektieren. So der Idealzustand, doch meist verhält es sich so: Der Körper hat Schmerzen, andere Probleme und Bedürfnisse, der Geist ist ruhelos und grübelt über Vergangenheit und Zukunft, während die Seele von beiden nicht gehört wird. In der Meditation entfernt sich Deine Aufmerksamkeit von den Problemen und Bedürfnissen des Körpers sowie des Geistes, sodass der Weg für die Kommunikation mit der Seele offen ist. So gewinnst Du Abstand zu allem, was Dich bedrückt, und kannst in Erfahrung bringen, was Du wirklich willst.

Abgesehen von der Selbstfindung hat dieser Moment der Versunkenheit wohltuende und stärkende Wirkungen auf Deinen Körper und Deinen Geist. Die Ruhe der Meditation sorgt dafür, dass die Produktion von Stresshormonen sinkt und somit mehr Energie und Nährstoffe zur Verfügung stehen, um das Wohlbefinden zu steigern. Auf die Art können zum Beispiel Schmerzen gelindert, das Immunsystem gestärkt und der Stoffwechsel aktiviert werden. Da Ruhe auch Gleichmäßigkeit bedeutet, kann Meditation zudem gegen Herzrasen, Herzrhythmusstörungen, Hitzewallungen und Schlafstörungen helfen. Außerdem fördert sie eine ruhige, tiefe Atmung.

Durch den inneren Kontakt zu Dir selbst gewinnst Du also die Fähigkeit, Dich selbst zu heilen. Nicht umsonst heißt es: „In der Ruhe liegt die Kraft." Ob Meditation allein ausreicht, um körperliche Symptome oder Depressionen zu lindern, ist zweifelhaft, aber unterstützend im Zusammenhang mit anderen Methoden oder zur Vorbeugung kann sie sehr hilfreich für Dich sein. Insbesondere ihre Wirkung auf die Psyche ist ausschlaggebend, denn die Gedanken haben weit mehr Macht, als Du vielleicht vermutest. Dir ist bestimmt auch schon mal aufgefallen, dass Du Dich automatisch besser fühlst (auch körperlich), wenn Du positiv und entspannt bist. Wenn Du hingegen im Stress bist oder an etwas Unschönes denkst, fängt Dein Bauch an zu grummeln, Du bekommst Kopfschmerzen, Atembeklemmungen oder Deine Haut beginnt zu jucken.

Durch negative Gedanken kannst Du Dich regelrecht selbst krankmachen, denn Du setzt Deinen Körper ständig unter Stress, der dafür sorgt, dass extrem viele Nährstoffe verbraucht und Deine Körperfunktionen unmittelbar beeinträchtigt werden. Auf psychischer Ebene setzen sich die negativen Gedanken fest, je öfter Du sie denkst, und so gerätst Du immer stärker in Trübsal und Angst, wodurch Dein Körper nur noch mehr leidet. In vielen Lebenslagen, aber insbesondere in den Wechseljahren sorgt diese Abwärtsspirale für Probleme.

Zudem bringst Du durch Deine bisherige Lebenseinstellung schon Grundvoraussetzungen mit, die sich von Anfang an auswirken können – eine gestresste Frau wird die ersten Hitzewallungen möglicherweise als schlimmer empfinden als eine, die durch und durch gelassen ist. Treten weitere Symptome auf, nimmst Du sie als gelassener Mensch nicht so schwer und erhältst Dir Deine positive Energie, während ein gestresster Mensch das Schlimmste befürchtet und sich in seinen negativen Zustand hineinsteigert. Die Folge: Aufgrund des Stresses und der Befürchtungen werden die Symptome schlimmer und mit ihnen auch die Befürchtungen.

Um die Wechseljahre gut zu überstehen, solltest Du daher rechtzeitig an Deiner inneren Einstellung arbeiten. Ganz gleich, ob Du bisher eine eher positive oder eher negative Sichtweise auf Dich und das Leben hattest, ist regelmäßige Meditation ratsam, um Dir dauerhaft Deine innere Balance zu erhalten und Dich somit zu stärken und zu schützen.

Hier eine Anleitung, wie das geht:

1. Suche Dir einen absolut ungestörten Ort und stelle alle möglichen Störungsquellen wie Handy, Telefon oder Türklingel ab.
2. Setze Dich bequem hin, entweder ganz klassisch auf eine weiche Unterlage im Schneidersitz oder auch einfach entspannt auf einen Sessel oder aufs Sofa. In jedem Fall halte den Rücken und den Kopf aufrecht und blicke geradeaus.
3. Lege die Hände entspannt auf Deine Knie oder Deine Oberschenkel. Klassischerweise zeigen die Handflächen dabei nach oben, während die Daumenspitzen locker an die Zeige- und Mittelfingerkuppen gelegt

werden. Du kannst Deine Hände aber auch einfach ganz normal ablegen.

4. Schließe nun die Augen.
5. Atme tief und gleichmäßig. Konzentriere Dich nur darauf, wie die Luft in Deinen Körper ein- und wieder ausströmt. Achte auf nichts anderes. Denke an nichts bewusst. Lass Gedanken, die Dir in den Sinn kommen, einfach vorbeiziehen, indem Du Dich nur auf Deinen Atem konzentrierst. Auf die Art versinkst Du immer mehr in Dir und lässt von allem um Dich herum sowie auch von Deinen Gedanken ab. Du wirst merken, wie Du immer ruhiger wirst.

Beginne mit 5 Minuten der Meditation, um zu üben. Dann kannst Du Dich steigern, wenn Du möchtest. Manche Menschen meditieren 45 Minuten oder länger, aber 15 bis 20 Minuten sind vollkommen ausreichend. Wenn Du die Meditation beendest, beachte bitte, dass das langsam erfolgen muss. Komme zuerst mit Deiner Aufmerksamkeit wieder zurück. Besinne Dich also darauf, dass Du in Deinem Körper bist und da sitzt, wo Du sitzt. Wenn Du zurück bist, öffne langsam die Augen. Bleibe aber noch einen Moment ruhig sitzen, bevor Du aktiv wirst.

Es empfiehlt sich, regelmäßig, am besten einmal pro Tag, zu meditieren, um eine langfristige Wirkung zu erzielen. Wann Du das machst, ist egal – zum Beispiel morgens, um Dich für den Tag zu stärken, als Ruhepause zwischendurch oder abends, um vor dem Schlafen „herunterzufahren".

# Achtsamkeit – leben im Hier und Jetzt

Eine ganz andere Art der Meditation ist Achtsamkeit. Sie ist in vielen Kulturen und Philosophien, wie unter anderem dem Buddhismus und der Stoa, zuhause und bereits viele Jahrtausende alt. Es gibt allerdings unterschiedliche Interpretationen und Herangehensweisen.

Überall bedeutet sie gleichermaßen Respekt sowohl der eigenen Person als auch den Mitmenschen und der Natur gegenüber. Alles soll in Harmonie miteinander stehen und jedes einzelne, noch so kleine Element wird als wertvoll erkannt. So ist Achtsamkeit zum Beispiel die Voraussetzung für soziales Miteinander, Naturschutz, Frieden, Gleichberechtigung und Menschenwürde. Dieser Gedanke der Harmonie soll auch in jedem einzelnen Menschen bestehen. Jeder soll mit sich selbst und der Welt im Einklang leben.

Ein weiterer Aspekt ist die Wertschätzung des Augenblicks, das Leben im Hier und Jetzt. Vergangenheit und Zukunft sollen zwar nicht vergessen werden, aber die größte Aufmerksamkeit soll auf dem Moment und dem Ort liegen, wo Du Dich gerade befindest. Genau dort sollst Du gut mit allen Menschen, Dingen sowie Dir selbst umgehen und das Schöne und Wertvolle erkennen. Denn Du lebst immer nur im Augenblick, in diesem winzigen Moment zwischen der Vergangenheit und der Zukunft, der mit einem Wimpernschlag vergeht. Kein einziger kleiner Moment kommt jemals zurück. Gleichzeitig kannst Du in einem winzigen Augenblick viele zukünftige Augenblicke zerstören, wenn Du nicht achtsam bist.

Als banales Beispiel nehmen wir einmal diese Situation: In Eile rennst Du los, um Deine Bahn zu erwischen, dabei führt Dich Dein Weg an einer Hecke vorbei. Du hast einen Pulli an, den Du sehr gern hast. Da Du so in Hektik bist, passt Du nicht auf und bleibst mit dem Pulli an einem Zweig hängen. Es entsteht ein großes Loch, das Du vielleicht flicken kannst, aber Dein geliebter Pulli ist nicht mehr das, was er mal war.

Ein weiteres Beispiel: Du bist ganz in Gedanken über Deine Arbeit, als Deine beste Freundin anruft. Sie möchte unbedingt mit Dir über etwas sprechen und klingt sehr betrübt, aber Du merkst das nicht und sagst ihr, dass Du jetzt keine Zeit hast. Deine Freundin ist nun sehr enttäuscht von Dir, weil sie wirklich ein Problem hat und Deine Hilfe gebraucht hätte. Vielleicht zerbricht die Freundschaft nicht daran, aber auf jeden Fall leidet euer inniges Verhältnis.

Wenn Du achtsam gewesen wärst, wäre Dein Pulli noch heil und Deine Freundschaft ungetrübt. Ähnlich ist es auch mit der Gesundheit und vielen anderen Dingen im Leben, wie zum Beispiel der Wahl des Partners oder des Arbeitsplatzes: Achtest Du auf Dich, merkst Du, was Dir guttut und was nicht.

Speziell in Zeiten der Veränderung, wie dem Klimakterium, ist Achtsamkeit daher besonders wichtig. Dein Körper reagiert jetzt möglicherweise anders als früher, und Du musst herausfinden, welche Bedürfnisse er hat. Wenn Du ständig in Deinen Gedanken versunken bist, vernachlässigst Du Dich, setzt Dich unter Stress und – was noch schlimmer ist – verpasst viele schöne Momente, die Dir positive Energie geben könnten.

Im Hier und Jetzt zu leben heißt nämlich auch, alle Sinne auf die kleinen wunderbaren Geschenke zu richten, die uns unser Alltag ganz nebenbei beschert. Meist rauscht das Leben einfach nur an uns vorbei, während wir von einem Termin zum nächsten hetzen und unsere Gedanken wälzen. Dabei gibt es so viel Schönes auf unserem Weg. Wenn Du bisher nicht achtsam warst, sind die Wechseljahre ein guter Zeitpunkt, um innezuhalten und Deinen Fokus neu auszurichten – vom Negativen zum Positiven, von Vergangenem und Zukünftigem zum gegenwärtigen Augenblick.

Dabei hilft etwas, das insbesondere im Zen-Buddhismus gelehrt wird: Die bewusste Wahrnehmung mit Deinen Sinnen. Du hast fünf Sinnesorgane – Augen, Ohren, Nase, Mund und Haut. Sie nehmen zwar auch ohne Dein aktives Zutun eine Vielzahl von Reizen wahr, doch Dein Gehirn beschäftigt sich dann nicht wirklich mit ihnen, denn oft ist es zu sehr mit Grübeln beschäftigt.

Deshalb geht es jetzt darum, Deine Aufmerksamkeit umzulenken, indem Du Dich auf eine bestimmte Wahrnehmung konzentrierst. Gedanken sollst Du dabei nicht wegschieben, sondern sie einfach nicht beachten, so wie Du es schon von der Meditation kennst. Wenn Du Dich voll und ganz auf Deine Sinneswahrnehmung konzentrierst, verschwinden die Gedanken von ganz allein. Durch Achtsamkeit kannst Du Dich also entspannen und einfach das Leben genießen.

Die bewusste Wahrnehmung lenkt Dich von belastenden Dingen ab und steigert Dein Wohlbefinden, indem Du mehr tatsächlich gelebte Zeit mit positiven Erlebnissen hast. Indem Du lernst, Dich auf etwas Bestimmtes zu konzentrieren, entwickelst Du zudem ein effektives Mittel gegen akute Nervosität, Angst und auch körperliche Beschwerden wie Hitzewallungen oder Schmerzen. Denn Du nimmst immer das am meisten wahr, worauf Du Dich am meisten konzentrierst, sodass andere Dinge dahinter verblassen. Das bedeutet auch: Mithilfe von Achtsamkeit kannst Du Deine Konzentrations- und Merkfähigkeit verbessern.

Achtsamkeit kannst Du glücklicherweise ganz einfach nebenbei in Deinen Alltag integrieren – sei mit Deinen Sinnen immer bewusst da, wo Du gerade bist, und bei der Sache, der Du Dich gerade widmest.

Hier aber noch ein paar Anregungen für spezielle Übungen:

- Schaue Dir ein Objekt ganz genau an. Was es ist, ist egal – ein Holztisch mit interessanter Maserung, Dein Teebecher, das Tapetenmuster, Deine Computertastatur, Deine Armbanduhr, Deine Hand, ein Blatt einer Pflanze, eine Wolke, eine Blume, eine Biene, ein Foto oder irgendetwas, das sich gerade in Deinem Blickfeld befindet. Betrachte es mit voller Aufmerksamkeit und nimm alle Details wahr. Bewerte nicht, sondern lass es einfach auf Dich wirken.

- Blicke aus dem Fenster und stelle Dir vor, dass das, was Du siehst, ein Bild ist – eines, das Du selbst zeichnest. Verfolge die Konturen mit Deinen Augen, bis das ganze Bild fertig ist. Wenn es kein interessantes Bild zu zeichnen gibt, konzentriere Dich stattdessen auf einen bestimmten Punkt und fixiere ihn mit den Augen.

Du wirst merken, dass Du immer wieder automatisch aus den Augenwinkeln woanders hinschaust. Das Ziel ist, diesen Reflex zu überwinden und ca. eine halbe Minute lang einen bestimmten Punkt anzuvisieren. Blinzeln ist natürlich erlaubt, sonst trocknen die Augen aus!

- Schließe die Augen und achte auf die Geräusche, die Du hörst. Was ist es? Woher kommt es? Konzentriere Dich insbesondere auch auf die leiseren Geräusche. Kannst Du sie genau identifizieren, selbst wenn sie durch lautere Töne überdeckt werden? Versuche außerdem, Dich auf ein einzelnes Geräusch zu konzentrieren, sodass alle anderen in den Hintergrund treten. Es sollte natürlich am besten ein schönes Geräusch sein, zum Beispiel Vogelzwitschern oder Blätterrauschen, denn Du sollst mit Deiner Wahrnehmung darin eintauchen.

- Höre Musik ganz bewusst, anstatt nur im Hintergrund. Wenn im Radio ein Song läuft, den Du gut findest, oder wenn Du eine CD oder Deine Playlist laufen lässt, halte inne und höre genau hin. Versuche die einzelnen Elemente wie Schlagzeug, Gitarre, Bass, Keyboard, Saxophon etc. voneinander zu unterscheiden. Konzentriere Dich auf ein Instrument und spiele es in Deinem Inneren. Höre alternativ dazu genau auf den Songtext sowie die Stimme und singe innerlich oder auch laut mit. Das Ganze geht am besten mit geschlossenen Augen und in möglichst ruhiger Umgebung.

- Nimm Dir Zeit zum Essen und Trinken, bereite Deine Mahlzeiten sorgfältig und liebevoll zu und genieße sie ganz bewusst. Kochen und die Zubereitung von Salaten sind wunderbar geeignet, um Achtsamkeit zu üben. Konzentriere Dich voll und ganz auf das, was Du tust, achte bei der Zubereitung auf den Geruch und probiere mit Bedacht. Auch der Genuss eines belegten Brötchens, eines Stück Obstes oder einer Tasse Tee eignen sich, um Achtsamkeit zu üben. Rieche immer zuerst an Deiner Nahrung oder Deinem Getränk, schließe dabei die Augen und nimm den Geruch in Dir auf. Dann nimm einen kleinen Bissen bzw. Schluck, und statt ihn wie sonst einfach hinunterzuschlingen bzw. zu schlucken, behalte ihn eine Weile im Mund und achte genau auf alle Einzelheiten des Geschmacks. Mache das Essen oder Trinken in diesem Moment zur Hauptsache und denke bewusst an nichts anderes. Vertiefe Dich in den Geschmack sowie den Geruch und genieße das wohlige Gefühl, das sich in Dir ausbreitet. Auf diese Art isst und trinkt Deine Seele mit, und Deinem Magen bekommt es auch besser.

- Befühle einen Gegenstand mit Deinen Händen in allen Einzelheiten, am besten mit geschlossenen Augen. Es eignet sich zum Beispiel ein Stein, der Anhänger Deiner Halskette, eine Dekofigur, ein Schlüssel, ein verziertes Glas, ein Baumstamm, ein Apfel, ein Kissen oder auch eine Wäscheklammer. Es sollte nur nichts sein, das kaputtgehen kann. Ertaste die Form, die Größe, die Struktur der Oberfläche und alle weiteren Details des Objektes ganz in Ruhe.

- Eine gute Gelegenheit, um Dich nebenbei in Achtsamkeit zu üben, ist ein Spaziergang oder auch der Gang zur Bahn oder zum Einkaufen. Gehen kann mehr als nur Fortbewegung sein, wenn Du es achtsam tust. Spüre bei jedem Schritt die Muskeln Deiner Beine und das Gefühl, wenn Deine Füße den Boden berühren. Versuche so gleichmäßig wie möglich zu gehen.
  Zusätzlich kannst Du Deine Schritte mit Deinem Atem synchronisieren – also immer eine gewisse Anzahl Schritte beim Einatmen bzw. Ausatmen gehen. Wichtig ist dabei, dass Du natürlich und entspannt atmest. Du darfst also nicht Deinen Atem den Schritten anpassen, sondern musst Deine Schritte nach Deinem Atem ausrichten. Je nach Schrittlänge und Gehgeschwindigkeit sind es unterschiedlich viele Schritte pro Atemzug. Um nicht zu verkrampfen oder zu hecheln, ist es meiner Erfahrung nach besser, beim Ausatmen einen Schritt mehr als beim Einatmen zu machen. Probiere als Erstes in aller Ruhe aus, welcher Rhythmus sich für Dich gut anfühlt. Im Fall einer Atemwegs- oder Herz-Kreislauf-Erkrankung kläre jedoch bitte vorab mit Deinem Arzt bzw. Deiner Ärztin, ob Du diese Übung machen darfst.
  Statt Schritte und Atem zu synchronisieren, kannst Du das Gehen auch auf andere Weise achtsam gestalten – variiere zum Beispiel in der Schrittlänge und behalte sie jeweils eine gewisse Zeit bei, versuche auf einer bestimmten Linie zu gehen oder gehe barfuß, um den Boden zu spüren.

- Sportarten, bei denen Du sich wiederholende Bewegungen ausführen musst, sind ebenfalls gut geeignet, um Achtsamkeit zu üben. Joggen, Radfahren, Inlineskaten, Nordic Walking, Schwimmen, Rudern oder Fitnessübungen sind also ideal. Achte darauf, die Bewegungen so exakt und gleichmäßig wie möglich auszuführen. Ballsportarten tragen ebenfalls zur Achtsamkeit bei, da Du Dich schließlich darauf konzentrieren musst, den Ball in eine bestimmte Richtung oder auf ein bestimmtes Ziel zu schießen, zu schlagen oder zu werfen.

Übe Achtsamkeit so oft wie möglich und mache sie zu einem festen Bestandteil Deines Lebens. Du wirst merken, dass Du ruhiger wirst und das Leben positiver wahrnimmst, da Du Dich von negativen Gedanken sowie Gefühlen ablenkst und somit immer mehr „verlernst", nur das Schlechte zu sehen.

Du musst Deine Achtsamkeit übrigens nicht allein trainieren, sondern kannst Deinen Partner, Deine Kinder, andere Familienmitglieder und Freunde einbeziehen. Gemeinsamer Sport, Spiele und Spaziergänge sind ideale Gelegenheiten, aber es gibt auch spezielle Übungen für mehrere. Zum Beispiel kann Dein Übungspartner bzw. Deine Übungspartnerin Dir ein Essen servieren, während Du die Augen verbunden hast, und Du musst dann herausfinden, welche Zutaten darin sind. Oder er/sie gibt Dir, während Du wieder die Augen verbunden hast, Gegenstände in die Hand, die Du durch Betasten erkennen musst. Geruchsübungen mit Duftölen sind ebenfalls eine gute Möglichkeit. Schön ist auch, wenn Ihr Euch gegenseitig mit dem Zeigefinger etwas auf den Rücken malt oder schreibt, das der oder die andere erraten muss. Das fördert nicht nur die Konzentration, sondern auch das

Körpergefühl und wirkt entspannend. Ganz sicher fallen Dir oder Euch zusammen noch viele weitere interessante Übungen ein!

## Erholung und Entspannung in der Natur

In Japan gibt es eine Gesunderhaltungs- und Heilmethode namens Shinrin Yoku – das heißt auf Deutsch „heilsames Waldbaden". Du tust dabei nichts anderes, als Dich für längere Zeit achtsam im Wald aufzuhalten. Das soll Dich so sehr entspannen und fit machen, dass körperliche und psychische Beschwerden verschwinden oder gar nicht erst entstehen.

Laut Forschungsergebnissen sollen 2 Stunden pro Woche im Wald ausreichend sein, um vor Herz-Kreislauf-Erkrankungen, Asthma, Diabetes, Depressionen, Stress und stressbedingten Symptomen, Ängsten und Infektionskrankheiten zu schützen. Wenn Du keine Zeit oder Lust hast, 2 Stunden am Stück im Wald zu verbringen, kannst Du die Zeit über die Wochentage verteilen, denn es kommt nur auf die Gesamtdauer an.

Ein Grund für die Heilkraft des Waldes ist, dass die Natur eine sehr entspannende, beruhigende Wirkung hat und sich gedanklicher Ballast im wahrsten Sinne des Wortes in frische Luft auflöst. Ein anderer Grund ist, dass die Bäume Terpene (ätherische Öle) verströmen, die die Selbstheilungskräfte im Menschen aktivieren.

Waldbaden ist allgemein von Vorteil, wenn Du gesund und fit bleiben möchtest, aber hat auch speziell für die Wechseljahre eine Bedeutung. Denn Stress spielt, wie Du inzwischen weißt, eine große Rolle bei der Verschlimmerung aller klimakterischen Beschwerden, und Östrogenmangel kann möglicherweise langfristig zu Herz-Kreislauf-Erkrankungen führen. Das kann der Wald, wenn man der Forschung glaubt, verhindern. Außerdem kann er, indem er Deine Selbstheilungskräfte aktiviert, gegen Schmerzen wirken und stärkt Deine Psyche, sodass Du der Veränderung in Deinem Leben gelassener entgegenblicken kannst.

Das richtige Waldbaden besteht nicht nur im Spazierengehen im Wald, sondern in einem achtsamen, aktiven Eintauchen. Auf welche Art das geschieht, ist aber Dir selbst überlassen. Du kannst Bäume umarmen, aber Du kannst Dich auch zum Beispiel auf eine stille Lichtung setzen und den Wald mit der Atmung in Dich aufnehmen, die Blätter im Wind beobachten oder in die Geräuschwelt eintauchen. Entscheidend ist, dass Du für die positive Energie des Waldes offen bist und dabei möglichst nicht gestört wirst.

Abgesehen vom Waldbaden ist die Natur grundsätzlich ein Ort, der zu Entspannung und Wohlbefinden beiträgt. Frische Luft, natürliche Geräusche und Düfte, die Beobachtung der Landschaft und ihrer Bewohner, all das hat eine befreiende Wirkung für Deine Seele und fördert Deine innere Balance. Das gilt am Meer, in den Bergen, in einer Wiesenlandschaft, an einem See oder Fluss ebenso wie im Wald. Hauptsache, Du gehst so oft wie möglich raus, ganz gleich bei welchem Wetter. Verlagere zudem Deinen Sport möglichst nach draußen, denn so nimmst Du weit mehr Sauerstoff und positive Energie auf.

Auch Deinen Garten oder Balkon solltest Du zu einer natürlichen Oase werden lassen, in der Du die Seele baumeln lassen und die stärkende Wirkung von Pflanzen, Naturgeräuschen und -beobachtungen in Dich aufnehmen kannst. Damit sorgst Du einerseits für Deine innere Balance, andererseits tust Du etwas Sinnvolles für die Umwelt, denn mit Bäumen, Sträuchern und Blumen sorgst Du für mehr gute Luft und schaffst einen Lebensraum für Vögel, Schmetterlinge und andere Naturbewohner. Achte Dein Garten- bzw. Balkonparadies und pflege es verantwortungsvoll, dann hast Du nicht nur einen persönlichen Entspannungsort, sondern auch ein schönes Hobby, das Dich von trüben Gedanken ablenkt.

Drinnen solltest Du Dich ebenfalls mit Pflanzen umgeben und Dich gut um sie kümmern. Sie machen Dein Zuhause gemütlicher, sorgen für eine beruhigende Atmosphäre und verbessern das Raumklima. Einmal abgesehen vom Sauerstoff machen sie die Luft feuchter, sodass trockene Haut, Atemwegsprobleme und Hautreizungen gelindert werden können. Denke aber immer daran, dass Pflanzen nicht nur für Dich da sind, sondern Du auch für sie da sein musst. Das ist wiederum eine gute Achtsamkeitsübung für Dich. Sei aufmerksam für die Bedürfnisse der Pflanzen; prüfe, ob sie Wasser brauchen oder vielleicht zu feucht stehen, der Topf zu eng wird, es ihnen zu hell oder zu dunkel ist oder sie womöglich Schädlinge haben. Wenn es ihnen gut geht, was bestimmt die meiste Zeit der Fall sein wird, bewundere sie in allen Details und erfreue Dich an ihrem Anblick.

Eine Pflanze gleich welcher Art, blühend oder nicht blühend, zu betrachten oder sie zu versorgen, kann Dir ein Rettungsanker sein, wenn Du in depressive Stimmung verfällst, Angst in Dir aufkommt, Du eine Hitzewallung hast oder Schmerzen verspürst – versuche es einfach, sei offen für die wunderbare Wirkung der Natur und sieh selbst.

## Positive Freizeitgestaltung

Zum Abschluss dieses Kapitels möchte ich Dir noch ein paar einfache Tipps geben, wie Du Dein psychisches und somit auch körperliches Wohlbefinden täglich steigern kannst.

- Achte auf Deine Work-Life-Balance. Wenn Du einen Job hast, den Du wirklich gern ausübst, ist das wunderbar, aber trotzdem brauchst Du Zeit, um Deine Akkus aufzufüllen. Wenn Du Deine Arbeit nicht so sehr magst, gilt das umso mehr. Setze Dir Grenzen für Deine Arbeitszeiten (insbesondere, wenn Du selbstständig bist oder im Homeoffice arbeitest!) und erkläre gegebenenfalls Deiner Chefin bzw. Deinem Chef freundlich, dass sie/er das akzeptieren muss. Lass Dir nicht immer wieder Überstunden aufbrummen und reagiere in Deiner Freizeit nicht auf berufliche Anfragen. Widerstehe dem Drang, entsprechende Anrufe oder Mitteilungen anzunehmen, und stelle offen klar, dass Du außerhalb der Arbeitszeiten nicht erreichbar bist. Die Gesundheit hat Vorrang, zumal sie auch für die Leistungsfähigkeit notwendig ist –

zumindest das sollte ein Chef bzw. eine Chefin verstehen.

- Suche Dir Hobbys und/oder Freizeitaktivitäten, die Dir Spaß machen und bei denen Du alles andere vergessen kannst. Neben Sport, Yoga, Tai-Chi, Gartenarbeit, Kochen und Unternehmungen in der Natur gibt es zahlreiche weitere Möglichkeiten. Es muss nur etwas sein, das Dich erfüllt, worin Du komplett aufgehst und das Deinen Stärken entspricht. Vielleicht hast Du ja schon ein Hobby oder Lieblingsbeschäftigungen, ansonsten probiere einfach verschiedene neue Aktivitäten aus und schau, was Dir guttut. Wie wäre es zum Beispiel mit einem Tanz- oder Sprachkurs? Oder hast Du eher Freude an handwerklichen Tätigkeiten? Ein Hobby kann auch sein, Dich im Natur- und Umweltschutz oder bei einem sozialen Projekt zu engagieren. So verbindest Du das Angenehme mit dem Nützlichen und stärkst Dein Selbstbewusstsein, da Du etwas Gutes tust.
  Probiere aber auf jeden Fall auch kreative Hobbys aus, denn sie sind eine sehr gute Möglichkeit, Dich selbst zu verwirklichen und insofern Deine innere Balance zu fördern. Malen und Zeichnen sind nur zwei von etlichen Beispielen, wie Du kreativ sein kannst. Du kannst auch fotografieren, töpfern, Skulpturen aus Holz oder Stein herstellen, Kleidung nähen, Möbel lackieren, ein Gemüsebeet anlegen, Gedichte schreiben, ein Musikinstrument spielen oder andere Dinge tun, die Dir in den Sinn kommen. Kreativität heißt ja schließlich genau das – sich etwas ausdenken, eigene Ideen entwickeln und etwas erschaffen. Du wirst sehen, auch Du kannst kreativ sein!

- Nutze Deine Freizeit achtsam, als wirklich gelebte Zeit, denn nur dann kannst Du Dich richtig erholen und entspannen. Sei aktiv, aber gönne Dir auch Ruhe, setze oder lege Dich hin und erfreue Dich daran, einfach mal nichts tun zu müssen. Achte dabei darauf, dass Du die Zeit genießt und nicht in Grübelei verfällst. Halte Dich durch positive Gedanken oder Achtsamkeitsübungen vom Grübeln ab.
  Kuschle Dich gemütlich mit einer Decke und einem Kissen bei gedämpftem Licht, einem beruhigenden Raumduft und Kerzenschein aufs Sofa und lausche Deiner Lieblingsmusik. Genieße an lauen Abenden die milde Luft, den Sternenhimmel und die Ruhe der Natur auf der Terrasse oder bei einem Abendspaziergang. Nimm ein Wohlfühlbad mit einem schönen Duft bei Kerzenschein. Sei einfach nur Du selbst und erfreue Dich daran, mit Dir allein zu sein. Es ist wichtig, mal abzuschalten und nicht immer Menschen um sich herum zu haben. Du brauchst Kontakt zu Dir selbst, ohne durch Gespräche oder Blicke von anderen beeinflusst zu werden.
  Deshalb solltest Du Dir möglichst jeden Tag Zeit für Dich allein nehmen – wie viel, bleibt Dir überlassen – und Dich außerdem immer kurz für ein paar Minuten zurückziehen, wenn Du merkst, dass Dir gerade alles zu viel wird. Verschwinde jedoch nicht einfach, sondern erkläre, dass Du Dich gerade nicht gut fühlst und mal eben durchatmen musst. So kannst Du auch Eskalationen bei Stimmungsschwankungen vermeiden.

- Zeit mit den Menschen zu verbringen, die Du liebst, ist aber ebenfalls wichtig. Familie und Freunde, die Dich stärken und zu Dir stehen, können Dir den Umgang mit

den Wechseljahren und vielen anderen herausfordernden Lebenssituationen erleichtern. Es tut gut, wenn Du weißt, dass da jemand ist, dem Du Dich anvertrauen kannst und der immer für Dich da ist. Pflege die Beziehungen zu Deinen Lieblingsmenschen daher gut, denn Liebe und Vertrauen sind immer etwas Gegenseitiges, ein Geben und Nehmen. Gehe von Dir aus auf sie zu, und zwar nicht nur, wenn Du etwas brauchst. Nimm Dir Zeit für Deine Liebsten, unternehmt regelmäßig etwas Schönes zusammen, trefft Euch zum Essen, zu gemeinsamen Hobbys oder zu Spieleabenden. Achtet alle darauf, dass Ihr die Zeit wirklich gemeinsam und nicht nur zusammen nutzt, also Euch wirklich miteinander beschäftigt und Euch voll und ganz aufeinander konzentriert.
Sprecht viel miteinander, hört Euch gegenseitig zu und helft Euch, wo Ihr könnt. Vielleicht könnt Ihr nicht immer die Probleme der anderen lösen, aber allein durch Zuhören und verständnisvolle Worte wird alles weniger schlimm. Wenn Ihr untereinander Meinungsverschiedenheiten habt, seid respektvoll, sprecht offen und in aller Ruhe darüber und geratet nicht in Streit. Falls das doch mal passiert, sprecht auch darüber und seid bereit, Euch zu verzeihen. Zwischen Menschen, die sich wirklich liebhaben, gibt es nichts, was so schlimm wäre, dass daran die gute Beziehung kaputtgehen müsste.
Achte bei alldem aber immer auch auf Dich und darauf, dass es Dir wirklich guttut, mit diesen Menschen Zeit zu verbringen. Es gibt leider Personen, die nur an sich selbst denken, andere ausnutzen und respektlos behandeln. Bei Deinen Kindern hast Du natürlich keine Wahl. Kommt es hier zu Problemen, müsst Ihr

(gegebenenfalls in einer Familienberatung) irgendwie einen guten Weg finden oder Du musst lernen, Dir ein dickes Fell zuzulegen. Aber Partner und Freunde kannst Du Dir frei aussuchen und auch über den Kontakt zu anderen Familienmitgliedern kannst Du selbst bestimmen.
Beobachte, wie andere mit Dir umgehen, ob sie Dich vielleicht herabsetzend behandeln, ihre eigenen Bedürfnisse über Deine stellen, ihre schlechte Laune an Dir auslassen oder von Dir erwarten, dass Du anders bist, als Du sein möchtest. Sprich zunächst mit ihnen darüber. Zeigen sie keine Einsicht, solltest Du den Kontakt reduzieren oder ganz abbrechen, denn solche Menschen braucht niemand in seinem Umfeld – erst recht nicht in einer Phase, die ohnehin anspruchsvoll für die Psyche ist.

- Apropos Kontakt reduzieren ... Kommen wir zu einem anderen wichtigen Thema: Medien und soziale Netzwerke. Vielleicht gehörst Du zu den Glücklichen, die sich nicht von diesem Teil der modernen Welt haben vereinnahmen lassen – das ist super! Falls Du aber, wie so viele, mit Deinem Smartphone verwachsen bist oder Deine „Entspannung" darin suchst, haufenweise Filme, Serien und Shows im Fernsehen anzuschauen, dann solltest Du dringend etwas ändern.

- Fernsehen, Chatten, Internetshopping, Computerspiele und dergleichen sind nämlich keineswegs eine Entspannung, sondern purer Stress. Zum einen werden die Augen dadurch stark überanstrengt und trocknen durch den verlangsamten Lidschlag aus. Zum anderen prasseln die ganze Zeit fremde Informationen auf Dich ein, sodass Du erstens keinen Kontakt zu Dir selbst hast und zweitens von den Meinungen und Ansprüchen anderer geprägt wirst. So muss man aussehen, das muss man haben, so viel Geld muss man verdienen, dahin muss man in den Urlaub fahren, das ist jetzt „in" und das ist „out" – durch Social Media, Fernsehen und Werbung wird Dir vorgegeben, wie Du zu sein hast, damit Du von der Allgemeinheit anerkannt wirst. Aber Du bist ein Individuum, ein Unikat, ein ganz eigenes Wesen und Du hast ein Recht darauf, so zu sein, wie Du aus Deinem tiefsten Inneren heraus sein möchtest.

Setzt Du Dich ständig der Flut von Bildern und Worten der teils kaum bekannten, teils fremden Menschen aus, ist es nur sehr schwer möglich, Dir Dein Selbst zu erhalten und Dich nicht anzupassen oder unwohl zu fühlen. Also vermeide den Medienkonsum lieber so weit wie möglich und nutze Deine Zeit für sinnvolle, stärkende und wirklich entspannende Beschäftigungen.

Für Menschen, die sich selten sehen, aber sich viel bedeuten, sind soziale Netzwerke eine schöne Möglichkeit, um miteinander in Verbindung zu bleiben. Aber mit Personen, die in Deiner Nähe wohnen, solltest Du lieber direkt zusammenkommen.

Einmal in der Woche kannst Du außerdem einen „Digital-Detox-Tag" einlegen – verzichte einen Tag lang auf alle modernen Medien und lebe einfach achtsam in der realen Welt. Du wirst merken, wie entspannt, gestärkt und geistig befreit Du dadurch wirst.

# Alles verändert sich – ein guter Zeitpunkt, um etwas zu ändern!

Die Wechseljahre sind nicht nur eine Zeit hormoneller Umstellung, die Dich eventuell körperlich und/oder psychisch vor Herausforderungen stellt. Sie sind vor allem auch eine Phase des Aufbruchs in einen neuen Lebensabschnitt. Daher ist es jetzt an der Zeit, innezuhalten, Dein aktuelles Leben zu überdenken und neu durchzustarten.

Ich erkannte in den Wechseljahren, dass ich mich bis dahin zu sehr unter Druck gesetzt hatte, und lernte, mir Auszeiten zu nehmen, um mich zu erholen und mehr Zeit mit meiner Familie und meinen Freunden zu verbringen.

Auch für viele der Frauen, die ich in der Zeit kennenlernte, waren die Wechseljahre eine Phase des Neuanfangs. Eine trennte sich von ihrem Partner, der sie jahrelang ausgenutzt und herabgesetzt hatte. Eine andere nahm Kontakt zu ihrem Ex-Mann auf, von dem sie sich getrennt hatte, und kam wieder mit ihm zusammen. Eine Frau wagte nach über 20 Jahren Hausfrauendasein einen Wiedereinstieg ins Berufsleben. Zwei entwickelten zusammen eine Geschäftsidee und machten sich selbstständig. Eine Frau, die ich kennenlernte, zog aufs Land und begann mit biologischem Obst- und Gemüseanbau. Drei fingen an, sich ehrenamtlich zu engagieren.

Nicht alle veränderten etwas in ihrem Leben. Einige erkannten, dass alles gut war und deshalb so bleiben sollte, wie es war. Doch darin lag ebenfalls eine Veränderung, denn sie lernten nun, das wertzuschätzen, was sie hatten, während sie vorher oft unzufrieden gewesen waren.

Wir alle sahen ein, dass es vieles gibt, wofür wir dankbar sein können, und dass wir uns zuvor viel zu sehr von gesellschaftlichen Normen und Ansprüchen hatten beeinflussen lassen. Jede von uns fand auf ihre eigene Art zu sich selbst, entdeckte ihre eigene Persönlichkeit und lernte, ein selbstbestimmtes Leben zu führen.

In unserer Gesellschaft wird jeder von Kind an darauf trainiert, den Wünschen anderer zu entsprechen und sich das „Höher, schneller, weiter"-Denken anzueignen, sei es in Bezug aufs Aussehen, aufs Einkommen, auf Besitztümer, die Berufswahl, Freizeitaktivitäten, die private Planung oder das Verhalten an sich. Durch unsere Mitmenschen und die Medien wird uns vorgegeben, wie wir sein und was wir haben müssen, um angeblich glücklich zu sein. Dabei ist das alles vollkommen unerheblich für echte Zufriedenheit.

Was hast Du von einem teuren Auto, wenn Du dafür so viel arbeiten musst, dass Dir kaum Zeit zum Leben bleibt? Was hast Du von einer Partnerschaft, wenn Dein Partner nur sich selbst sieht und Dich nicht respektiert? Was ist ein großer Freundeskreis wert, wenn es sich um Schönwetterfreunde handelt oder sie Dich nicht so akzeptieren, wie Du bist? Wie glücklich macht Dich ein gut bezahlter Job, bei dem Du Deine Stärken nicht einsetzen kannst und womöglich auch noch das Betriebsklima schlecht ist?

Kurzum: Der Großteil der Menschen setzt falsche Prioritäten, um gesellschaftlich mithalten zu können. Dabei finden sie kein Glück, sondern Stress und innere Unzufriedenheit, da sie sich verbiegen und vielleicht sogar ganz verlieren.

Es hört sich abgedroschen an, ist aber so: Wahres Glück kommt von innen. Nur, wenn Du im Einklang mit Dir selbst lebst und Deiner Seele treu bist, kannst Du ein wirklich erfülltes Leben führen. Wenn Du Deinem Inneren nicht entsprichst, kann Dich auch kein äußerer Faktor dauerhaft darüber hinwegtäuschen, dass Du nicht wirklich glücklich bist.

Fehlt die innere Zufriedenheit, bedeutet das wiederum, dass Du körperlich und psychisch weniger Wohlbefinden spürst und anfälliger für Störungen wirst. Zu Dir selbst zu finden und Deinem Inneren entsprechend zu handeln, ist also keineswegs zu vernachlässigen, sondern ein wichtiger Baustein, um Dich in den Wechseljahren und darüber hinaus gesund und fit zu erhalten.

Deshalb ist genau jetzt der richtige Zeitpunkt, um etwas zu verändern. Manchmal sind es nur Kleinigkeiten oder die eigene Einstellung, aber teils können auch große Entscheidungen getroffen werden. Ob Du etwas an Deiner Lebensweise oder -einstellung ändern solltest und was das gegebenenfalls ist, findest Du mithilfe einer Introspektion heraus. Dabei versetzt Du Dich in einen meditativen Zustand oder suchst Dir einfach einen ruhigen Ort, wo Du ganz allein bist und nicht gestört wirst, und stellst Deinem Inneren Fragen bezüglich Deines Lebens. Es geht nicht darum, das Vergangene anzuzweifeln, sondern nur um das Hier und Jetzt. Die Vergangenheit kannst Du schließlich nicht ändern, aber die Zukunft liegt in Deiner Hand.

Befrage Dich über Deine Zufriedenheit in allen Lebensbereichen, Deine Wünsche und Ziele. Achte darauf, dass Du Dein Inneres ganz frei und unabhängig von allen Sorgen und Meinungen, die Du von der Gesellschaft übernommen hast, antworten lässt. Höre komplett unvoreingenommen auf die Antworten. Formuliere Deine Fragen vorab und achte darauf, dass sie sich nur auf gegenwärtige und zukünftige Dinge beziehen. Sie können zum Beispiel lauten:

- Wie zufrieden bin ich mit meinem Job?
- Inwiefern würde ich mich beruflich gern verändern?
- Was ist mir im Beruf wichtig?
- Wie zufrieden bin ich mit meiner Beziehung (oder meinem Single-Dasein)?
- Was ist mir in einer Beziehung wichtig?
- Wie zufrieden bin ich mit meinem Familienleben?
- Was ist mir in der Familie wichtig?
- Wie zufrieden bin ich mit meinen Freundschaften?
- Worauf lege ich bei Freunden Wert?
- Was möchte ich im Leben unbedingt noch erreichen?
- Welche Ziele habe ich beruflich/privat?
- Was wünsche ich mir für meine Zukunft?
- Womit beschäftige ich mich gern in meiner Freizeit?
- Habe ich genug Zeit für mich selbst?
- Bin ich mit meinem Wohnort zufrieden?
- Wo und wie würde ich gern leben?

- Worauf möchte ich keinesfalls verzichten?
- Wofür bin ich dankbar?
- Was möchte ich gern mal ausprobieren?
- Was möchte ich mir abgewöhnen?
- Was kann ich Sinnvolles für die Welt tun?
- Bin ich mit meinem Verhalten in jeder Hinsicht zufrieden?
- Bei welchem Verhalten / welchen Tätigkeiten fühle ich mich gut?
- Bei welchem Verhalten / welchen Tätigkeiten fühle ich mich nicht gut?
- Wie stelle ich mir mein Leben in 10 Jahren vor?

Bestimmt fallen Dir noch weitere Fragen ein. Schreibe Dir alle Antworten zu jeder Frage auf. Um den Überblick zu behalten, ist es sinnvoll, nur bis zu 5 Fragen pro Meditation zu stellen.

Schaue Dir hinterher Deine Antworten an. Was kannst Du sofort umsetzen? Wenn einem Vorhaben nichts im Weg steht, fange direkt damit an. Was sind längerfristige Ziele, die mehr Vorbereitung benötigen? Überlege Dir, welche Schritte dafür notwendig sind und lege Dir Etappenziele mit ungefähren Zeiträumen fest. Stresse Dich nicht, aber fordere Dich trotzdem – es geht schließlich um Deine Zufriedenheit. Und wenn es etwas gibt, das Dir im Moment noch unerreichbar erscheint, habe dennoch Mut, es anzupacken. Jeder kleine Schritt dahin ist schon eine positive Veränderung.

# Fazit

*„Das habe ich noch nie vorher versucht, also bin ich völlig sicher, dass ich es schaffe."*

*(Pippi Langstrumpf)*

Mit dieser Einstellung solltest Du an die Wechseljahre herangehen sowie auch an alle anderen Projekte, die Du im Leben noch geplant hast. Glaube an Dich, sei Du selbst und lass Dich durch nichts unterkriegen. Du brauchst keine Angst vor den Wechseljahren zu haben, denn sie sind bloß ein Teil Deiner Natur. In Dir selbst liegt die Kraft, gut mit ihnen umzugehen und sie als Anstoß für eine positive Veränderung zu sehen.

Indem Du Dich gesund ernährst, Dich viel bewegst, viel Zeit in der Natur verbringst und Stress so weit wie möglich vermeidest, bereitest Du Deinen Körper und Deine Psyche ideal auf diese Zeit vor und stärkst zugleich Deine generelle Gesundheit. Probiere im Bedarfsfall aus, welche Heilmittel und -verfahren Dir helfen, und gehe offen mit den Wechseljahren sowie möglicherweise auftretenden Beschwerden um.

Ärztliche Beratung ist empfehlenswert, insbesondere wenn Du an Symptomen leidest. Dabei ist jedoch wichtig, dass Du absolutes Vertrauen in die Ärztin bzw. den Arzt hast und ihr auf einer Wellenlänge seid, besonders bezüglich der Art der Behandlung. Mindestens ebenso wichtig wie ärztliche Begleitung ist, dass Du auf Deinen Körper hörst. Es ist schließlich Dein Körper und nur Du kannst spüren, was in ihm vorgeht.

Was auch passiert, bleib gelassen und schaue positiv in die Zukunft. Die Wechseljahre sind eine Herausforderung – nimm sie an, bewältige sie und erkenne die Chancen darin. Du schaffst das ganz sicher!

# Quellenverzeichnis & weiterführende Literatur

## Literatur zum Thema

Harnisch, Dr. Günter: Endlich gut drauf! Wie Sie Ihre Glücksgefühle natürlich anregen – für mehr Lebensfreude, Wohlbefinden und Energie; Mankau, 2014.

https://amzn.to/3lC6Hcj *

Heller, Jutta: Resilienz – 7 Schlüssel für mehr innere Stärke; GU, 2013.

https://amzn.to/3rGaFV9 *

Krogmann, Angela: Wechseljahre – ja, natürlich! Sanfte Begleitung mit Heilpflanzen, Yoga, Ernährung, Kneipp-Anwendungen & Co.; Mankau, 2012.

https://amzn.to/3y0FZyZ *

Li Wu/Lauer: Mit TCM gelassen durch die Wechseljahre; Mankau, 2018.

https://amzn.to/3DvEmdG *

Majer-Julian, Evelyne: Homöopathie für die Wechseljahre; Narayana, 2012.

https://amzn.to/3ICi9yy *

Ranzinger, Christine: Yin Yoga; Irisiana, 2014.

https://amzn.to/3pxtlUm *

Rodrigues, Dinah: Hormon-Yoga; Schirner, 2011.

https://amzn.to/3dsN7e2 *

Rosenberg/Wolfinger: Mit Ayurveda durch die Wechseljahre; Südwest, 2019.

https://amzn.to/3dtDFXW *

Zierden/Snowdon: Die beste Ernährung für die Wechseljahre – Mit 140 vitalisierenden Rezepten; Trias, 2021.

https://amzn.to/3IDsNoP *

## Weitere Quellen

https://www.frauenaerzte-im-netz.de/koerper-sexualitaet/wechseljahre-klimakterium/

https://www.frauenaerzte-im-netz.de/koerper-sexualitaet/wechseljahre-klimakterium/hormonelle-umstellung-in-den-wechseljahren/

https://www.frauenaerzte-im-netz.de/koerper-sexualitaet/wechseljahre-klimakterium/wechseljahresbeschwerden-klimakterische-beschwerden/

https://wechseljahre-verstehen.de/beschwerden/blasenschwaeche/

https://www.frauenaerzte-im-netz.de/koerper-sexualitaet/wechseljahre-klimakterium/hormonersatztherapie-hrt/

https://www.frauengesundheitsportal.de/themen/wechseljahre/

https://focus-arztsuche.de/magazin/wechseljahre/wechseljahre-wann-sie-beginnen-und-ihre-phasen

https://www.frauenarzt-hennef.de/aktuelles/praxis-medizin/wie-lange-dauern-die-wechseljahre.html

https://www.praxisvita.de/homoeopathie-fuer-die-wechseljahre-19021.html

https://www.krankenkassenzentrale.de/wiki/wechseljahre?nowprocket=1#alternativen

https://www.avogel.ch/de/ihre-gesundheit/wechseljahre/wechseljahre-aus-sicht-der-ayurveda.php

https://www.frauenarzt-bingen.de/traditionelle-chinesische-medizin/wechseljahre

https://www.asanayoga.de/yoga-in-den-wechseljahren/

https://www.asanayoga.de/yin-yoga/

https://www.vis.bayern.de/essen_trinken/zielgruppen/ernaehrung_wechseljahre.htm

https://proveg.com/de/ernaehrung/naehrstoffe/calciumreiche-lebensmittel/

https://www.avogel.de/ernaehrung_gesundheit/ihre-gesundheit/gesundheitsthemen/wechseljahre/entspannungsuebungen-und-atemuebungen.php

https://m.fitforfun.de/abnehmen/gesund-essen/basische-lebensmittel-was-koennen-basische-lebensmittel-181936.html

https://www.gesundheitsinformation.de/welche-vor-und-nachteile-hat-eine-langfristige-hormonbehandlung.html

https://www.globuli.de/einzelmittel/

# Über die Autorin Rike Lobo

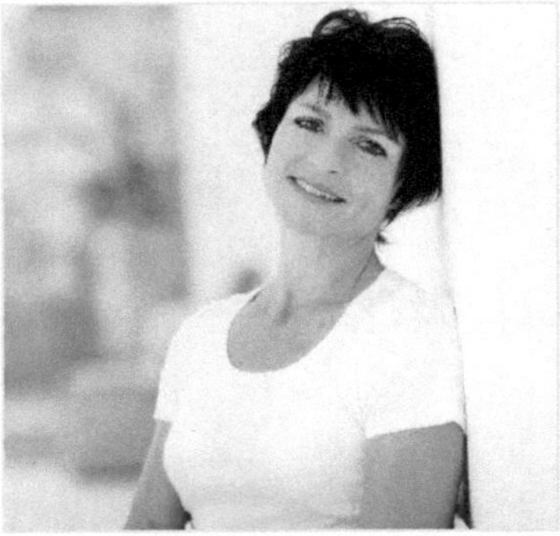

Rike Lobo hat die Wechseljahre bereits hinter sich. Wie in diesem Buch beschrieben, hat sie sich sehr stark mit dem Thema beschäftigt und möchte in diesem Buch ihr Wissen mit anderen Frauen teilen. Sie zeigt viele Wege auf, die Symptome auch ohne Hormone zu lindern. Wenn Du sie bei ihrer Mission, Frauen aufzuklären, unterstützen möchtest, **schreib gerne eine positive Rezension auf Amazon.**

# Disclaimer

An dieser Stelle sei ausdrücklich klargestellt, dass die Autorin keine Ärztin ist und keine Gewährleistung für die Richtigkeit dieses Buchinhalts übernimmt.

Alle Texte, Informationen und Hinweise stellen keine Beratung oder Empfehlung dar. Sie wurden aus bestem Wissen und Gewissen aus öffentlichen Quellen übernommen. Der Inhalt dieses Buches dient der Bildung und Veranschaulichung. Eine Haftung für Richtigkeit und Vollständigkeit kann nicht übernommen werden. Solltest Du den Informationen folgen, handelst Du eigenverantwortlich.

Wenn Dir an Deinem Körper und an den festgestellten Reaktionen irgendetwas seltsam vorkommt, suche bitte den Rat einer Ärztin oder eines Arztes.

# Weitere Buchempfehlungen

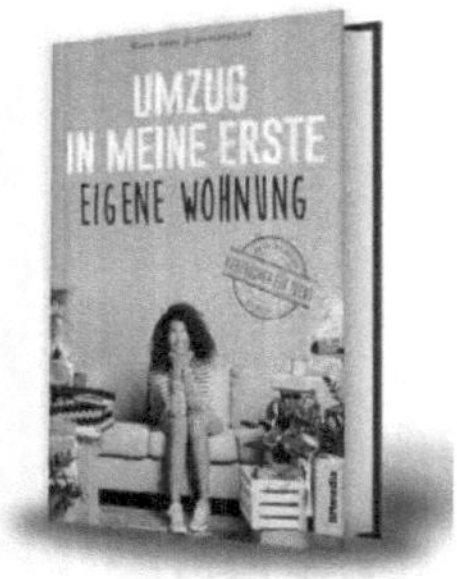


**Umzug in meine erste ei-gene Wohnung –**

Alles über die Wohnungs-suche, den Umzug und das Leben alleine oder in einer Wohngemeinschaft

von Marie Anne Gram-mersdorf

https://amzn.to/2WGRieg *

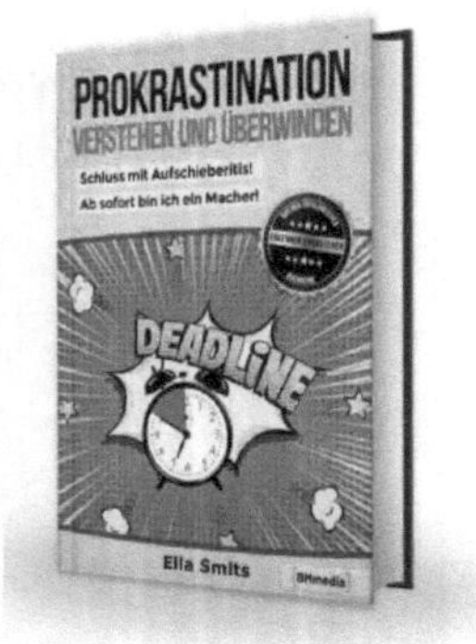


**Prokrastination verstehen und überwinden**

Schluss mit Aufschieberitis! Ab sofort bin ich ein Ma-cher!

von Ella Smits

https://amzn.to/3ebVl8B
*

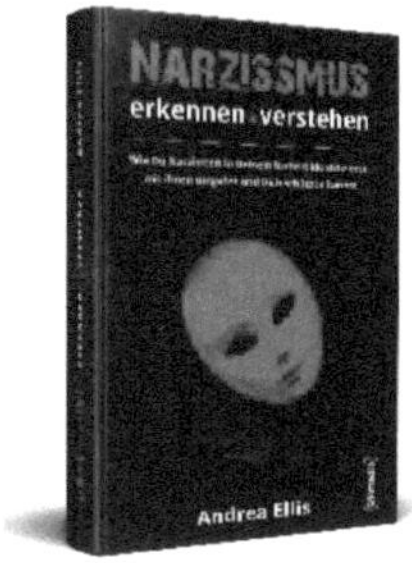


**Narzissmus erkennen & verstehen**

Wie Du Narzissten in Deinem Umfeld identifizierst, mit ihnen umgehst und Dich schützen kannst

von Andrea Ellis

https://amzn.to/2WUfzxZ *

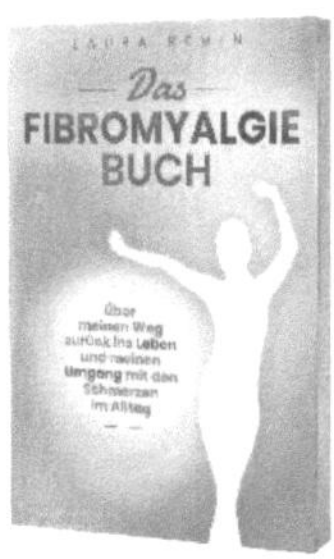


**Das Fibromyalgie Buch** – Über meinen Weg zurück ins Leben und meinen Umgang mit den Schmerzen im Alltag

von Laura Remin

https://amzn.to/3nsJTNr *

** Die mit Sternchen (*) gekennzeichneten Links sind sogenannte Affiliate-Links. Wenn Du auf einen solchen Affiliate-Link klickst und über diesen Link einkaufst, bekomme ich von dem betreffenden Online-Shop oder Anbieter eine Provision. Für Dich verändert sich der Preis nicht – manchmal ermöglicht Dir der Link aber auch Zugang zu einem besseren Angebot. Wenn Du das nicht möchtest, ist das auch vollkommen in Ordnung!*

# Haftungsausschluss

Die Umsetzung aller enthaltenen Informationen, Anleitungen und Strategien dieses Werkes erfolgt auf eigenes Risiko. Für etwaige Schäden jeglicher Art kann der Autor aus keinem Rechtsgrund eine Haftung übernehmen. Für Schäden materieller oder ideeller Art, die durch die Nutzung oder Nichtnutzung der Informationen bzw. durch die Nutzung fehlerhafter und/oder unvollständiger Informationen verursacht wurden, sind Haftungsansprüche gegen den Autor grundsätzlich ausgeschlossen. Ausgeschlossen sind daher auch jegliche Rechts- und Schadensersatzansprüche. Dieses Werk wurde mit größter Sorgfalt nach bestem Wissen und Gewissen erarbeitet und niedergeschrieben. Für die Aktualität, Vollständigkeit und Qualität der Informationen übernimmt der Autor jedoch keinerlei Gewähr. Auch können Druckfehler und Falschinformationen nicht vollständig ausgeschlossen werden. Für fehlerhafte Angaben vom Autor kann keine juristische Verantwortung sowie Haftung in irgendeiner Form übernommen werden.

# Urheberrecht

# Impressum

Angaben gemäß §5 TMG

Rike Lobo wird repräsentiert durch:

Britta Manthée
Britta Manthée Media
Zur Zuckerfabrik 9
61169 Friedberg

**Kontakt**

Mail: media@britta-manthee.de

Web: www.britta-manthee.de

**Umsatzsteuer**

Umsatzsteuer-Identifikationsnummer gemäß §27 a Umsatzsteuergesetz:

DE327262527

**Haftung für Inhalte**

Alle Texte, Informationen und Hinweise stellen keine Beratung oder Empfehlung dar. Sie wurden aus bestem Wissen und Gewissen aus öffentlichen Quellen übernommen. Der Inhalt dieses Buches dient der Bildung und Veranschaulichung. Eine Haftung für Richtigkeit und Vollständigkeit kann nicht übernommen werden. Solltest Du den Informationen folgen, handelst Du eigenverantwortlich.

Als Diensteanbieter sind wir gemäß § 7 Abs.1 TMG für eigene Inhalte in diesem Buch nach den allgemeinen Gesetzen verantwortlich. Nach §§ 8 bis 10 TMG sind wir als Diensteanbieter jedoch nicht verpflichtet, übermittelte oder gespeicherte fremde Informationen zu überwachen oder nach Umständen zu forschen, die auf eine rechtswidrige Tätigkeit hinweisen.

Verpflichtungen zur Entfernung oder Sperrung der Nutzung von Informationen nach den allgemeinen Gesetzen bleiben hiervon unberührt. Eine diesbezügliche Haftung ist jedoch erst ab dem Zeitpunkt der Kenntnis einer konkreten Rechtsverletzung möglich. Bei Bekanntwerden von entsprechenden Rechtsverletzungen werden wir diese Inhalte umgehend entfernen.

**Haftung für Links**

Unser Angebot enthält Links zu externen Websites Dritter, auf deren Inhalte wir keinen Einfluss haben.

Deshalb können wir für diese fremden Inhalte auch keine Gewähr übernehmen. Für die Inhalte der verlinkten Seiten ist stets der jeweilige Anbieter oder Betreiber der Seiten verantwortlich. Die verlinkten Seiten wurden zum Zeitpunkt der Verlinkung auf mögliche Rechtsverstöße überprüft. Rechtswidrige Inhalte waren zum Zeitpunkt der Verlinkung nicht erkennbar.

Eine permanente inhaltliche Kontrolle der verlinkten Seiten ist jedoch ohne konkrete Anhaltspunkte einer Rechtsverletzung nicht zumutbar. Bei Bekanntwerden von Rechtsverletzungen werden wir derartige Links umgehend entfernen.

**Urheberrecht**

Die durch den Autor erstellten Inhalte und Werke in diesem Buch unterliegen dem deutschen Urheberrecht. Die Vervielfältigung, Bearbeitung, Verbreitung und jede Art der Verwertung außerhalb der Grenzen des Urheberrechtes bedürfen der schriftlichen Zustimmung des jeweiligen Autors bzw. Erstellers.

Soweit die Inhalte in diesem Buch nicht vom Betreiber erstellt wurden, werden die Urheberrechte Dritter beachtet. Insbesondere werden Inhalte Dritter als solche gekennzeichnet. Sollten Sie trotzdem auf eine Urheberrechtsverletzung aufmerksam werden, bitten wir um einen entsprechenden Hinweis. Bei Bekanntwerden von Rechtsverletzungen werden wir derartige Inhalte umgehend entfernen.

Cover von Michael Benjamin

Printed in Poland
by Amazon Fulfillment
Poland Sp. z o.o., Wrocław

32313291R00101